Garima Poddar
Suparna Ganguly
Rolly Agarwal

Para além do enxaguamento

Garima Poddar
Suparna Ganguly
Rolly Agarwal

Para além do enxaguamento

Guia de tendências em irrigantes endodônticos

ScienciaScripts

Imprint

Any brand names and product names mentioned in this book are subject to trademark, brand or patent protection and are trademarks or registered trademarks of their respective holders. The use of brand names, product names, common names, trade names, product descriptions etc. even without a particular marking in this work is in no way to be construed to mean that such names may be regarded as unrestricted in respect of trademark and brand protection legislation and could thus be used by anyone.

Cover image: www.ingimage.com

This book is a translation from the original published under ISBN 978-620-7-45794-6.

Publisher:
Sciencia Scripts
is a trademark of
Dodo Books Indian Ocean Ltd. and OmniScriptum S.R.L publishing group

120 High Road, East Finchley, London, N2 9ED, United Kingdom
Str. Armeneasca 28/1, office 1, Chisinau MD-2012, Republic of Moldova, Europe
Managing Directors: Ieva Konstantinova, Victoria Ursu
info@omniscriptum.com

Printed at: see last page
ISBN: 978-620-3-48606-3

Conteúdo

RECONHECIMENTO

Com a graça divina de Deus Todo-Poderoso, é o momento em que o meu navio chega e eu vou apresentar a minha dissertação. Nesta altura, tenho de agradecer a muitas pessoas pela sua ajuda e, provavelmente, as palavras não serão suficientes. Gostaria de expressar a minha mais profunda gratidão e apreço à minha orientadora, a Dra. Suparna Ganguly Saha, Professora e HOD, Departamento de Dentisteria Conservadora e Endodontia, Index Institute of Dental Sciences, Indore, sob cuja liderança me sinto privilegiada por fazer a minha pós-graduação. A sua profundidade de conhecimentos, a sua atitude altruísta e maternal de estar sempre a dar e o seu encorajamento atempado mostraram a este trabalho a luz do dia. Sem a sua orientação especializada, grande paciência, ajuda persistente e escrutínio meticuloso, o meu programa de pós-graduação e esta dissertação não teriam sido possíveis. A sua dedicação, o seu grande interesse e, acima de tudo, a sua atitude avassaladora para ensinar os alunos foram responsáveis pela conclusão do meu trabalho. Não poderia ter imaginado um melhor orientador e mentor para a minha pós-graduação. Ficarei para sempre em dívida e grato a ela. É com um humilde sentimento de gratidão que agradeço ao Dr. Rolly S Agarwal, Professor, Deparment of Conservative Dentistry and Endodontics, Index Institute of Dental Sciences, Indore, pela sua orientação sincera e encorajadora, sugestões oportunas, apoio motivacional, paciência interminável, compreensão e encorajamento, não só nesta investigação, mas também ao longo do meu percurso de pós-graduação. Gostaria também de estender os meus sinceros agradecimentos aos meus amigos e colegas, Dra. Geetika Pable e Dr. Affrin Shaikh, que estiveram sempre presentes em todos os momentos, pelo seu espírito amável e compreensivo, encorajamento, amizade, apoio académico inestimável e ajuda incondicional que me encorajaram durante todo o período de estudo. Ficarei muito grato pelo seu amor e apoio, que me ajudaram a manter-me firme. Reconheço também, com um profundo sentido de reverência, o meu sincero agradecimento aos meus pais, ao meu querido pai, Sr. Raj Kumar Poddar, pelos seus numerosos sacrifícios, amor e apoio incondicional, e à minha querida mãe, Sra. Usha Poddar, que sempre acreditou em mim, me apoiou e teve uma grande influência na minha vida. Ao meu irmão Eng. Shubham Poddar pelo seu apoio e por estar sempre presente quando necessário. Por último, mas não menos importante, a minha gratidão a todos aqueles que, direta ou indiretamente, me ajudaram a concluir este projeto.
Dr. Garima Poddar

CAPÍTULO 1

INTRODUÇÃO

"DEVAGAR E SEMPRE VENCE A CORRIDA,
LIMPO E ARRUMADO GANHA A CORRIDA".

A endodontia é a arte e a ciência que se ocupa da prevenção e do tratamento das doenças da polpa e do periradicular. Um dos procedimentos em endodontia é a terapia de canais radiculares que pode ser dividida em 3 fases principais.

1) Preparação adequada do acesso
2) Limpeza e modelação
3) Obturação.

O objetivo do tratamento endodôntico é a erradicação ou a redução significativa da microbiota e a prevenção da recontaminação do canal radicular após o tratamento. O sucesso da terapia do canal radicular depende da preparação quimio-mecânica, da irrigação, do controlo microbiano e da obturação completa dos canais radiculares.

Uma das fases mais negligenciadas do tratamento endodôntico é a remoção de fragmentos minúsculos de detritos orgânicos, aparas dentárias e microorganismos do canal radicular.

O princípio da cirurgia é que, antes de uma ferida estar pronta para desinfeção, todo o material necrótico e detritos devem ser removidos. No entanto, em medicina dentária, a necessidade de limpeza e moldagem e a importância de remover os detritos resultantes, os restos de polpa, bem como os microrganismos infecciosos, é frequentemente ignorada. Deve-se enfatizar que o desbridamento e a limpeza completos são tão importantes no tratamento endodôntico quanto na cirurgia.

O tratamento dos canais radiculares pode ser definido como a combinação da instrumentação mecânica do sistema de canais radiculares, o seu desbridamento químico e a obturação com um material inerte, com o objetivo de manter ou restaurar os tecidos perirradiculares. O tratamento do canal radicular efectuado numa polpa vital, mas infetada, tem como objetivo manter a saúde periapical existente e prevenir doenças periapicais, enquanto o tratamento do canal radicular efectuado numa polpa não vital está associado ao restabelecimento da saúde dos tecidos perirradiculares.[1]

A principal causa das infecções pulpares e periapicais são os microrganismos e os seus subprodutos. Verificou-se que os microrganismos que colonizam diferentes locais nos seres humanos crescem predominantemente em estruturas complexas conhecidas como biofilmes. Os biofilmes são sistemas dinâmicos com atributos de organismos multicelulares primordiais e representam um modo de crescimento protegido que permite às células sobreviverem[2] . Estes micróbios encontram-se nos túbulos dentinários e podem reinfectar o canal radicular se não forem eliminados. Assim, o sucesso do tratamento do canal radicular depende da erradicação dos micróbios do sistema de canais radiculares e da prevenção da reinfeção.

O desbridamento químico, juntamente com o desbridamento mecânico, desempenha um papel fundamental no tratamento endodôntico. A eficácia das limas endodônticas, dos instrumentos rotativos, das soluções de irrigação e dos agentes quelantes para limpar, modelar e desinfetar os canais radiculares determina o sucesso, a longevidade e a fiabilidade dos tratamentos endodônticos modernos.

A câmara pulpar e os canais radiculares dos dentes não vitais não tratados são preenchidos por uma massa gelatinosa de restos de polpa necrótica e fluido tecidular.

Embora a instrumentação do canal radicular seja o principal método de desbridamento do canal, a irrigação é um complemento essencial. A irrigação é definida como a lavagem de uma cavidade ou ferida corporal com água ou um fluido medicamentoso. A irrigação é uma ajuda valiosa para tornar o sistema de canais livre de tecidos pulpares necróticos, biofilmes, bactérias e produtos bacterianos e também serve como uma descarga física para remover detritos dentinários. Isto cria um ambiente favorável a uma obturação bem sucedida e, em última análise, ao sucesso clínico.

É verdade que se diz: ***"Os instrumentos moldam, os irrigantes limpam"***.

As irregularidades nos sistemas de canais, tais como terço apical curvo, istmo estreito, deltas apicais, canais em forma de fita e ovais, impedem o desbridamento completo apenas com instrumentação mecânica. Por isso, a irrigação serve como uma descarga física para remover detritos, além de servir como agente bactericida, solvente de tecidos e lubrificante. Além disso, apenas alguns irrigantes são eficazes na eliminação da smear layer. [3]

Os irrigantes têm uma ação antimicrobiana através da inativação dos lipopolissacáridos bacterianos e também têm um efeito de dissolução dos tecidos, sem danificar os tecidos periapicais.

Os irrigantes também têm uma ação branqueadora para clarear os dentes descoloridos por traumatismos ou restaurações extensas de amálgama de prata e diminuir a possibilidade de escurecimento pós-operatório.

Funções desejadas das soluções de irrigação

- Ação de lavagem (ajuda a remover os detritos)
- Reduzir a fricção dos instrumentos durante a preparação (lubrificante)
- Facilitar a remoção da dentina (lubrificante)
- Dissolver tecido inorgânico (dentina)
- Penetrar na periferia do canal
- Dissolver a matéria orgânica (colagénio da dentina, tecido pulpar, biofilme)
- Mata bactérias e leveduras (também em biofilme)
- Não irrita nem danifica os tecidos periapicais vitais, não tem efeitos cáusticos ou citotóxicos - Não enfraquece a estrutura dentária.

Foi preconizada uma grande variedade de soluções de irrigação para o processo de higienização durante a terapia do canal radicular. Está disponível uma grande variedade de irrigantes, tais como solução salina, peróxido de hidrogénio, hipoclorito de sódio, clorexidina, iodo, iodeto de potássio, EDTA, etileno, Q-mix, água ozonizada, MTAD ou combinações das anteriores.

Durante muitos anos, foram propostos e desenvolvidos vários métodos para tornar os irrigantes dos canais radiculares mais eficazes na remoção de detritos e bactérias do sistema de canais radiculares. Estas técnicas podem ser classificadas em duas grandes categorias: Agitação manual e rotativa.[2]

As técnicas tradicionais de irrigação manual incluem agulhas de seringa de metal e plástico de diferentes tamanhos e desenhos de ponta, e agitação dinâmica manual com escovas, limas ou pontas de guta-percha. Esta abordagem clássica resulta normalmente numa irrigação ineficaz, particularmente em áreas periféricas, como anastomoses entre canais, barbatanas e a parte mais apical do canal radicular principal.

Por conseguinte, muitos dos compostos utilizados para a irrigação foram modificados quimicamente e foram desenvolvidos vários dispositivos de irrigação rotativa, como o sistema endovac, vibrações sónicas e ultra-sónicas, para melhorar a penetração e a eficácia da irrigação em comparação com a irrigação convencional com agulha de seringa.

O objetivo desta dissertação é discutir e destacar os vários irrigantes dos canais radiculares, esclarecer a química, a biologia e os procedimentos para uma irrigação segura e eficiente e fornecer informações de ponta sobre os desenvolvimentos mais recentes e a sua utilização para o sucesso global do tratamento dos canais radiculares.

CAPÍTULO 2

HISTÓRIA

O desenvolvimento da medicina dentária durante o século XIX, em combinação com a teoria germinal da doença, teve um efeito direto na prática da medicina dentária. Até, pelo menos, meados da década de 1940, quando a Sociedade Americana de Endodontia foi criada, surgiram na literatura dentária várias recomendações inovadoras e, por vezes, empreendedoras sobre a forma de limpar os canais radiculares. Até o trabalho de Grossman na década de 1940, essas recomendações eram invariavelmente baseadas empiricamente.

19th século:

[th]Em primeiro lugar, em meados do século XIX, a teoria germinal da doença evoluiu na sequência dos trabalhos de Louis Pasteur. Lister propôs a implementação da cirurgia anti-séptica, defendendo a utilização de uma solução fraca de fenol nas feridas. Koch demonstrou que as culturas bacterianas puras podem ser destruídas por hipocloritos.

Em 1864, Stanford Barnum, de Nova Iorque, inventou a guta-percha, anti-sépticos intracanais que foram depois incorporados na terapia de canais radiculares.

Em 1894, Willoughby Dayton Miller reconheceu o papel dos microrganismos nas doenças pulpares e periapicais. Miller foi o primeiro a descrever uma abordagem anti-séptica ao tratamento do canal radicular. [3]

Irrigação dos canais radiculares em 19th século:

Jonathan Taft parece ter sido o primeiro a defender a necessidade de irrigar o canal radicular com seringa. As farpas e brocas eram consideradas como os principais agentes de limpeza do canal radicular, quando se pensava que o objetivo da irrigação era remover os irritantes que são os produtos da decomposição bacteriana. [3]

Em 1836, o arsénico foi introduzido por Shearjashub Spooner para destruir os nervos dos dentes sem causar qualquer dor. Devido à sua natureza fatal, seguiu-se a introdução de peróxido de hidrogénio no canal com recurso a farpas e brochas (aparelhos de limpeza Donaldson).

Pensou-se que a introdução de metais de potássio e sódio no canal, com a "explosão" resultante, removia eficazmente as polpas necróticas. Callahan sugeriu que uma solução aquosa de ácido sulfúrico a 20% - 50% aplicada numa bolinha de algodão e selada no dente alargaria os canais radiculares e, após 24-48 horas, era seguida pela introdução de uma solução saturada (bicarbonato de sódio) no orifício do canal radicular. Pensou-se que a reação explosiva e efervescente resultante neutralizaria o ácido sulfúrico e forçaria os detritos a chegar à superfície. Foi rejeitado devido ao seu efeito corrosivo, para o qual foi recomendada como alternativa a água régia (ácido nitro-hidroclórico)

Irrigação dos canais radiculares no século XXth :

[th]No início do século XX, as diretrizes para a utilização adequada de irrigantes e irrigação foram publicadas por Gorgas em 1901.

Como a assepsia era agora considerada de importância primordial, recomendava-se bombear uma solução de peróxido de sódio para o canal e deixá-la atuar durante alguns minutos para "esterilizar" o canal. O peróxido de hidrogénio a 3% era frequentemente recomendado para polpas "sépticas", partindo do princípio de que qualquer efervescência proporcionaria uma desinfeção eficaz. [3]

Burchard também sugeriu a irrigação da cavidade de acesso coronal com peróxido de hidrogénio antes da remoção da polpa. Posteriormente, para a instrumentação do canal, foram introduzidas no canal brochas humedecidas com hidróxido de sódio seco (também conhecido como hidróxido de sódio ou soda cáustica) e peróxido de hidrogénio, numa corrente de água. Este tipo de instrumento foi designado por "Donaldson cleanser".

Em contraste com o que foi dito acima, G.V. Black desencorajou a utilização de "germicidas irritantes" para a desinfeção dos canais radiculares. Defendia a inundação dos canais radiculares com medicamentos como o óleo de cravinho ou outros óleos "sedativos" após a conclusão da preparação do canal.[3]

J.F. Colyer, um cirurgião dentário londrino, fez várias sugestões para aplicações de irrigantes e irrigação. Coyler também recomendou a utilização de peróxido de sódio e de peróxido de hidrogénio para "esterilizar" os canais, sendo que o peróxido de sódio em canais petrescentes formava sabão e destruía assim o conteúdo "gordo" do canal.

Dakin, em 1915, sugeriu o peróxido de hidrogénio como um anti-sético de pouco valor, afirmando que a ação detergente mecânica ligada à rápida libertação do gás oxigénio nas superfícies infectadas é provavelmente de maior valor do que qualquer ação anti-séptica exercida pelo peróxido de hidrogénio. [3]

O maior desenvolvimento na irrigação dos canais radiculares durante este período foi a introdução do hipoclorito de sódio na endodontia por A.B. Crane e foi muito provavelmente o primeiro defensor publicado. Cinco anos antes, tinha sido introduzido na medicina por Henry Drysdale Dakin, que utilizou uma solução com uma concentração de 0,5-0,6% (solução de Dakin) para irrigação de feridas na Primeira Guerra Mundial. Esta solução era preparada dissolvendo carbonato de sódio em água da torneira e adicionando cal clorada. O ácido bórico era então adicionado ao filtrado resultante, produzindo uma solução com um prazo de validade de uma semana. [3]

A utilização de uma solução de soda clorada de força dupla durante o tratamento endodôntico foi um regime sugerido pelo Dr. Blass da Universidade de Nova Iorque. Com base nas suas experiências clínicas, Walker descreveu-a como um poderoso germicida, bem como um solvente orgânico satisfatório. As propriedades solventes do hipoclorito de sódio, inicialmente observadas por Dakin, foram mais tarde confirmadas por Grossman e Meiman, que foi a primeira experiência formal sobre irrigantes de canais radiculares.

Louis Grossman afirmou que *"a instrumentação mecânica deve ser seguida de irrigação do canal para lavar o tecido pulpar e as aparas dentárias"*.

Recomenda-se a utilização combinada de hipoclorito de sódio de força dupla [feito a partir de carbonato de sódio mono-hidratado (18 gms), cal clorada (26gm) e água (q.s.p. ad. 4 onças)] com peróxido de hidrogénio para lavar fragmentos de tecido pulpar e aparas dentárias após instrumentação mecânica. [3]

Com a fundação da Sociedade Americana de Endodontia em fevereiro de 1944, a endodontia tornou-se um campo especial dentro da medicina dentária. Dois anos mais tarde, em 1946, a Sociedade começou a publicar a sua própria revista, proporcionando assim um veículo para o desenvolvimento e difusão de novas ideias. [st]No entanto, muitos dos princípios da microbiologia e irrigação dos canais radiculares publicados por Miller e Grossman continuam por resolver no século XXI. [3] Nos anos 2000, o MTAD foi introduzido por Torabinejad et al na Faculdade de Medicina Dentária de Loma Linda.

CAPÍTULO 3

REQUISITOS IDEAIS DOS IRRIGANTES DOS CANAIS RADICULARES

O desbridamento completo e a desinfeção do espaço pulpar em dentes vitais e não vitais são considerados essenciais para o sucesso previsível a longo prazo do tratamento endodôntico. O tecido pulpar residual, as bactérias e os resíduos de dentina podem persistir nas irregularidades dos sistemas de canais radiculares, mesmo após uma preparação mecânica meticulosa, servindo como fonte de reinfeção (Abou-Rass & Piccinino 1982).

Os irrigantes são uma parte importante de uma preparação quimio-mecânica eficaz. A eliminação de microrganismos dos canais radiculares infectados é uma tarefa complicada. As hipóteses de um resultado favorável com o tratamento do canal radicular são significativamente maiores se a infeção for erradicada eficazmente antes da obturação do sistema de canais radiculares. No entanto, se os microrganismos persistirem na altura da obturação, existe um risco elevado de insucesso do tratamento. [4]

Devido à natureza intrincada da anatomia do canal radicular, é menos possível limpar e modelar completamente os canais radiculares. De facto, quase 50% do sistema de canais radiculares permanece intocado pelos instrumentos endodônticos. [5]

Parece evidente que, idealmente, os irrigantes dos canais radiculares devem:

1) Possuem um amplo espetro antimicrobiano
2) Elevada eficácia contra anaeróbios e microrganismos facultativos organizados em biofilmes.
3) Dissolver restos de tecido pulpar necrótico
4) Inativar as endotoxinas
5) Prevenir a formação de camada de esfregaço durante a instrumentação ou dissolver a camada de esfregaço depois de esta se ter formado
6) Não ser sistemicamente tóxico
7) Não ser cáustico para os tecidos periodontais
8) Ter pouco potencial para provocar uma reação anafiláctica[6]

CAPÍTULO 4

<u>FACTORES QUE INFLUENCIAM A EFICÁCIA DOS IRRIGANTES DOS CANAIS RADICULARES</u>

A eficácia dos irrigantes dos canais radiculares depende de diferentes factores, tais como

Quantidade de irrigante utilizado; a eficácia de limpeza do irrigante é diretamente proporcional ao volume ou à quantidade de irrigante utilizado. Quanto maior for o volume do irrigante utilizado, maior será a remoção dos detritos; consequentemente, mais limpo será o canal. É importante irrigar com frequência e em grande quantidade para introduzir solução fresca e aumentar a sua circulação em todas as áreas do sistema de canais radiculares. De acordo com Schilder H, o volume adequado de irrigante deve ser de, pelo menos, 1-2 ml de cada vez que o canal é lavado.[86] Além disso, Baker et al demonstraram que, a menos que a irrigação adequada faça parte do processo de limpeza do canal, os detritos serão deixados para trás, independentemente do irrigante utilizado. [87] Além disso, a remoção de detritos do canal foi proporcional à quantidade de irrigante utilizada.

Frequência da irrigação; A frequência da irrigação é ditada pela quantidade de trabalho que um determinado instrumento realiza. Regra geral, o canal deve ser irrigado abundantemente, recapitulado e irrigado de novo após a utilização de dois a três instrumentos. Geralmente, este ciclo deve ser repetido com mais frequência em canais mais apertados, mais longos e mais curvos, e especialmente se o sistema apresentar uma anatomia invulgar. As limas transportam potencialmente o irrigante progressivamente mais para dentro do canal por tensão superficial. No entanto, quando um instrumento é colocado num canal relativamente pequeno, a lima tende a deslocar o irrigante. Quando o instrumento é retirado, o irrigante flui normalmente de volta para o espaço que ocupava, exceto se existir uma bolsa de ar. O desbridamento do canal é diretamente proporcional à frequência da irrigação. A troca frequente do irrigante tem duas vantagens. Em primeiro lugar, quanto mais frequente for a irrigação, mais eficaz é a ação de desbridamento. Em segundo lugar, é sempre administrado um irrigante fresco e potente. A frequência da irrigação deve aumentar à medida que o instrumento se aproxima da constrição apical, porque as porções apicais dos canais radiculares são especialmente importantes devido à sua relação com o tecido perirradicular. O irrigante deve ser constantemente trocado para manter a eficácia. É essencial que o NaOCl seja reabastecido frequentemente, especialmente quando são utilizadas concentrações baixas, porque o cloro livre é um componente importante que é consumido durante a degradação dos tecidos. Isto torna-se mais importante quando os canais radiculares são estreitos e pequenos.

Concentração da solução; quanto maior for a concentração do irrigante, maior será a eficácia de dissolução e a propriedade antimicrobiana. Mas estas soluções concentradas são demasiado potentes. Por conseguinte, a sua toxicidade é elevada e a sua ação descalcificante (quelantes) é demasiado rápida para ser controlada. Por conseguinte, não é recomendada uma concentração elevada. Grossman demonstrou que a polpa recém brocada num prato dappen cheio com 5,25% de NaOCl dissolve-se em 20 a 30 minutos.

Temperatura da solução de irrigação; De acordo com Cunnigham W e Balekjian A, a temperatura do hipoclorito de sódio é relevante porque, se for aquecido de 21o a 370C, a sua capacidade de dissolver o colagénio é aumentada. 88 Estudos realizados por Berutti E, Marini R mostraram que em canais pré-fabricados, onde os dois terços coronais são primeiro pré-alargados, o aquecimento do NaOCl a aproximadamente 60°C (140°F) aumenta significativamente a taxa e a eficácia da dissolução do tecido.89 *Duração e tempo de contacto*; Quanto mais tempo o irrigante é deixado nos canais, maior é a dissolução dos tecidos orgânicos. O tecido necrosado dissolve-se rapidamente, enquanto o tecido vital demora mais tempo a dissolver-se, comparativamente. Por isso, o processo de limpeza não deve ser apressado, especialmente quando o dente é vital.

O nível de observação (apical, médio ou coronal); o desbridamento máximo será efectuado na extremidade coronal do canal radicular e o terço apical será o mínimo, por razões óbvias.

O calibre da agulha de irrigação; Existem diferentes tipos de agulhas, com diferentes vantagens. O que é importante é o calibre, que deve ser pequeno. É preferível uma agulha de calibre 27 ou 28. Estas agulhas têm a capacidade de passar mais para dentro do canal, para uma melhor irrigação e lavagem. As agulhas mais pequenas tendem a entupir; esta tendência é minimizada aspirando ar para a agulha após cada irrigação. *O tipo de agulha de irrigação*; uma agulha comummente utilizada é a agulha chanfrada padrão, a agulha com uma ponta entalhada (Monoject), que permite o retorno da solução, e as agulhas ProRinse de ponta romba também estão disponíveis. Moser e Heuer referiram que as agulhas endodônticas Monoject (Tyco/ Kendall; Mansfield, Massachusetts) eram o sistema de distribuição mais eficiente, no qual as agulhas mais longas de um sistema de extremidade aberta e romba eram inseridas a todo o comprimento do canal.

A profundidade de penetração da agulha de irrigação; a penetração da agulha e o volume de irrigante são os factores mais críticos. A agulha introduz o irrigante para irrigar o canal apenas *coronalmente* à extensão da penetração. Por conseguinte, uma agulha de menor calibre, em conjunto com o alargamento do canal e uma irrigação abundante e frequente, produzirá uma melhor irrigação.

A tensão superficial da solução irrigante; quanto menor for a tensão superficial do irrigante, maior será a sua molhabilidade e, consequentemente, maior será a sua penetração em áreas estreitas e inacessíveis. Isto ajudará na dissolução dos tecidos pulpares.

O diâmetro dos canais; quanto mais largo for o canal, mais eficiente é a circulação do irrigante e, consequentemente, maior é o desbridamento. Senia et al verificaram que o hipoclorito de sódio é menos eficaz em canais radiculares estreitos do que em canais largos.

Prazo de validade da solução; Dependendo do prazo de validade, as soluções recentemente preparadas são mais potentes do que as mais antigas.

Outras variáveis são o método e a extensão da instrumentação do canal, se será utilizada uma preparação "step-back" ou convencional. Estudos laboratoriais demonstraram que a preparação step-back deixa menos resíduos de tecido. No entanto, em ambos os casos, existem variáveis como a extensão da instrumentação e o tamanho do último instrumento utilizado no comprimento de trabalho. Estes dois factores influenciam a penetração dos irrigantes.

A melhor forma de melhorar a eficácia apical do irrigante é utilizar uma lima de patência antes de cada irrigação.

O sistema de irrigação ultra-sónica de grande volume aumenta a ação penetrante e desbridante do irrigante.

Esta solução ultra-sónica energizada mostra *cavitação* que cria pequenas bolhas que implodem e libertam energia e retiram os detritos do espaço do canal. Outro fator é o *fluxo acústico,* que é o "movimento rápido de partículas de fluido em movimento semelhante a um vórtice em torno de um objeto vibratório". Os *remoinhos* e redemoinhos do fluido em movimento soltam os detritos das paredes do canal.

Além disso, as microescovas activadas por rotação são bastante eficientes na limpeza do canal. Estas microescovas são utilizadas a cerca de 300 RPM e o padrão de cerdas helicoidais remove eficazmente os detritos residuais do canal na direção coronal.

CAPÍTULO 5

<u>CLASSIFICAÇÃO DAS SOLUÇÕES DE IRRIGAÇÃO DOS CANAIS RADICULARES</u>

[A] **Classificação do etiquetador**:
- **Solução de** trabalho-
- Com determinadas funções específicas, como a dissolução/quelação de tecidos.
- Quantidades mais pequenas mas durante mais tempo.
- Irrigantes-
- Utilizado em grandes quantidades.
- Destina-se principalmente a eliminar fisicamente os detritos.

[B] **Journal of Dental and Allied Sciences, Bandu Napte et al (2015) classificou Irrigantes endodônticos como:**

Com base no seu mecanismo de ação, são classificados em

- Irrigantes não bactericidas
1. Salina
2. Anestésicos locais
3. Água destilada

- Irrigantes bactericidas
1. Hipoclorito de sódio (concentrações de 0,5%, 1%, 1,5%, 2,5%, 5,25% e 6%)
2. Clorexidina (CHX) (2%)
3. Iodo
4. Peróxido de hidrogénio ($H_2 O_2$) (3%).

[C] **Journal of Dental Applications, Agrawal Vineet S et al (2014) classificaram os irrigantes como:**

A) Substâncias auxiliares de instrumentação (utilizadas durante a instrumentação, não necessitam das propriedades físicas óptimas, apenas das químicas)
- NaOCl (Hipoclorito de Sódio)
- CHX (Clorexidina)
- EDTA (ácido etileno diamino tetra acético)
- Qmix

B) Substâncias irrigantes (Utilizadas durante o procedimento de aspiração da irrigação, têm propriedades físicas óptimas, tais como menor tensão superficial e menor viscosidade).
- NaOCl,
- Salina,
- Água destilada
- MTAD (Mistura de tetraciclina, ácido e detergente)
- Tetraclean
- Qmix
- Alternativas à base de plantas - Chá verde, Triphala.

[D] **Classificação das acções**:
- Com base na sua atividade química-
- Quimicamente inativo - água

Salina

Anestesia local
- Quimicamente ativo-

- *S* Álcalis-

Dióxido de sódio

- Ureia
- Hidróxido de sódio
- Hipoclorito de sódio
- Hidróxido de potássio
- Cloramina-T
- *S* Ácidos
- Ácidos orgânicos (ácido cítrico, ácido maleico, ácido tânico, ácido fosfórico, ácido lático)
- Ácido inorgânico (ácido sulfúrico, ácido clorídrico)
- *S* Quelantes
- EDTA
- EDTAC
- EGTA
- Iodeto de potássio de iodo
- Peróxido de carbamida
- Qmix
- *QUELANTES LÍQUIDOS-*

NOMES DE MARCAS

FABRICANTE

1)	Esfregaço limpo	Sybron Endo
2)	Endo-Cleanse	Roydent
3)	EDTA-Plus	Sistemas dentários essenciais
4)	MD-Cleanser	Meta Biodent
5)	Calcinase	Medidenta
6)	MancharOFF	Vista
7)	ProLube	Dentsply
8)	Tg desmaquilhante	Tg
9)	Largal Ultra	Septodonte
10)	CanalProEDTA	Coltene
11)	Q Solução	Denta Flux
12)	Endo - Transparente	Diadente

- *QUELANTES EM PASTA*   FABRICANTE

NOMES DE MARCAS   Premier Dental

1)	RC-Prep	Dentsply
2)	Glyde -Arquivo	Ultradent
3)	Ficheiro- EZE	Meta Biodent
4)	Creme MD-Chel	Diadente
5)	Dia-prep	Prevest DenPro
6)	Dolo endogel	VDW
7)	Tratamento de ficheiros EDTA	Medidenta
8)	Calcinase-slide	Pulpdent
9)	Ficheiro-Rito	

S Oxidantes
- 3% de ácido sulfúrico
- Peróxido de ureia
- Glioxido
S Anti-bacterianos
S Detergentes
S Enzimas
[E] **Classificação de Walton**:
• Irrigantes
• Amolecedores de dentina-
Quelantes
Descalcificadores
• Lubrificantes
• Dessecantes
[F] **De acordo com Kandaswamy D & Venkateshbabu N:**
• Irrigantes endodônticos
• Agentes Químicos-
Agentes de dissolução de tecidos (NaOCl, ClO$)_2$
Agentes Antibacterianos (Bactericidas, Bacteriostáticos)
Agente quelante - pH suave (HEBP), pH forte (EDTA)
Produto combinado (dissolução tecidular e efeito antibacteriano): MTAD, QMiX, SmearClear
• Agentes Naturais-
Agentes antibacterianos (Triphala, chá verde)

CAPÍTULO 6

IRRIGANTES INDIVIDUAIS PARA CANAIS RADICULARES
A. IRRIGANTES QUÍMICOS
HIPOCLORITO DE SÓDIO (NaOCl)

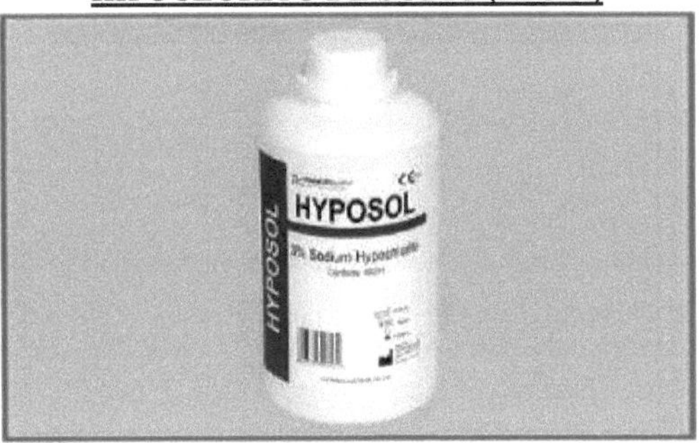

Figura 1

História dos agentes libertadores de cloro

O cloro existe em combinação com o sódio, o potássio, o cálcio e o magnésio. No corpo humano, os compostos de cloro fazem parte do sistema imunitário não específico. São gerados pelos neutrófilos através da cloração mediada pela mieloperoxidase de um composto ou conjunto de compostos azotados.

O hipoclorito de potássio foi produzido quimicamente pela primeira vez em França por **Claude Louis Berthollet** como uma solução aquosa de cloro. As soluções de hipoclorito foram inicialmente utilizadas como agentes branqueadores. Posteriormente, o hipoclorito de sódio foi recomendado por **Labarraque** para prevenir a febre puerperal e outras doenças infecciosas. Com base nos estudos laboratoriais controlados de **Koch** e **Pasteur**, o hipoclorito ganhou então grande aceitação como desinfetante no final do século XIX.

Na Primeira Guerra Mundial, o químico **Henry Drysdale Dakin** e o cirurgião **Alexis Carrel** alargaram a utilização de uma solução tamponada de hipoclorito de sódio a 0,5% à irrigação de feridas infectadas, com base nos estudos meticulosos de Dakin sobre a eficácia de diferentes soluções em tecidos necróticos infectados.[87]

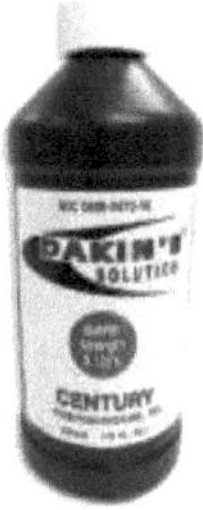

Figura 2

Para além do seu largo espetro, efeitos de morte não específicos em todos os micróbios, as preparações de hipoclorito são esporicidas, viricidas e mostram efeitos de dissolução de tecidos muito maiores em tecidos necróticos do que em tecidos vitais. Estas caraterísticas levaram à utilização de *hipoclorito de sódio* aquoso em endodontia como principal irrigante já em 1919, tal como recomendado por **Coolidge**.

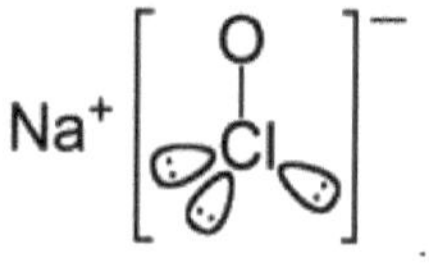

Fig 3

Mecanismo de ação

A utilização mundial do hipoclorito de sódio como solução de irrigação dos canais radiculares deve-se principalmente à sua eficácia na dissolução pulpar e à sua atividade antimicrobiana. Uma solução menos concentrada, como o hipoclorito de sódio a 1%, apresenta uma compatibilidade biológica aceitável.

Pécora et al.[76] referem que o hipoclorito de sódio apresenta um equilíbrio dinâmico, tal como demonstrado pela reação:

$$NaOCl + H_2O \ll NaOH + HOCl \ll Na^+ + OH^- + H^+ + OCl^-$$

As reacções químicas entre o tecido orgânico e o NaOCl são apresentadas nos esquemas 1-3 :

Reação de saponificação

$$R-C-O-R + NaOH \ll R-C-O-Na + R-OH$$

Sabão sódico de ácidos gordos
hidróxido

O NaOCl actua como um solvente orgânico ou gordo, degradando os ácidos gordos e transformando-os em sais de ácidos gordos (sabão) e glicerol (álcool), o que reduz a tensão superficial da solução [Esquema 1].

Reação de neutralização de aminoácidos

$$R-C-O-C + NaOH \ll R-C-O-C + H2O$$

Aminoácido   sódio-água salgada
hidróxido

O NaOCl neutraliza os aminoácidos formando água e sal [Esquema 2]. Com a saída dos iões hidroxilo, há uma redução do pH.

Reação de cloroaminação

$$R-\underset{\underset{NH_2}{|}}{\overset{\overset{H}{|}}{C}}-O-\underset{\underset{OH}{}}{\overset{\overset{O}{\parallel}}{C}} + HOCl \ll R-\underset{\underset{NH_2}{|}}{\overset{\overset{Cl}{|}}{C}}-O-\underset{\underset{OH}{}}{\overset{\overset{O}{\parallel}}{C}} + H2O$$

Aminoácido Hipocloroso Cloramina Água
Ácido

Quando o ácido hipocloroso, uma substância presente na solução de NaOCl, entra em contacto com o tecido orgânico, actua como solvente e liberta cloro, que se combina com o grupo amino da proteína para formar cloraminas [Esquema 3].

O ácido hipocloroso ($HOCl^-$) e os iões hipoclorito (OCl^-) provocam a degradação e hidrólise dos aminoácidos. A reação de cloraminação entre o cloro e o grupo amino (NH) forma cloraminas que interferem no metabolismo celular. O cloro (oxidante forte) apresenta ação antimicrobiana inibindo as enzimas bacterianas levando a uma oxidação irreversível dos grupos SH (grupo sulfidrilo) de enzimas bacterianas essenciais.[47]

Propriedades do hipoclorito de sódio:

[I] Atividade antibacteriana

O hipoclorito de sódio é uma base forte (pH>11). Na concentração de 1%, o hipoclorito de sódio apresenta uma tensão superficial igual a 75 dynes/cm, pegajosidade igual a 0,986 cP, 65,5 mS de condutividade, 1,04 g/cm3 de densidade e capacidade de humidificação igual a 1 h e 27 min. O seu mecanismo de ação antimicrobiano pode ser observado verificando as suas caraterísticas físico-químicas e a sua reação com o tecido orgânico.

A eficácia antimicrobiana do hipoclorito de sódio, baseada no seu elevado pH (ação dos iões hidroxilo), é semelhante ao mecanismo de ação do hidróxido de cálcio. O pH elevado do hipoclorito de sódio interfere na integridade da membrana citoplasmática com uma inibição enzimática irreversível, alterações biossintéticas no metabolismo celular e degradação de fosfolípidos observada na peroxidação lipídica.

A reação de cloraminação de aminoácidos (reação 3), formando cloraminas, interfere com o metabolismo celular. A oxidação promove a inibição enzimática bacteriana irreversível, substituindo o hidrogénio pelo cloro. Esta inativação enzimática pode ser observada na reação do cloro com grupos amino (NH2-) e uma oxidação irreversível dos grupos sulfidrilo (SH) das enzimas bacterianas (cisteína).

Assim, o hipoclorito de sódio apresenta atividade antimicrobiana com ação sobre sítios enzimáticos essenciais bacterianos promovendo inativação irreversível originada por íons hidroxila e ação de cloraminação. A dissolução de tecido orgânico pode ser verificada na reação de saponificação quando o hipoclorito de sódio degrada ácidos graxos e lipídeos resultando em sabão e glicerol.

Algumas caraterísticas físico-químicas devem ser mencionadas. **Grossman** e **Meiman**, observando a capacidade de dissolução do tecido pulpar, relataram que o hipoclorito de sódio a 5% dissolve este tecido em 20 min a 2 h. A dissolução do tecido pulpar bovino pelo hipoclorito de sódio (0,5, 1,0, 2,5, 5,0%) foi estudada *in vitro* em diferentes condições. Concluiu-se que:

1) A velocidade de dissolução dos fragmentos de polpa bovina foi diretamente proporcional à concentração da solução de hipoclorito de sódio e foi maior sem o surfactante.

2) A variação da tensão superficial, do início ao fim da dissolução da polpa, foi diretamente

17

proporcional à concentração da solução de hipoclorito de sódio e foi maior nas soluções sem surfactante. As soluções sem surfactante apresentaram uma diminuição da tensão superficial e as com surfactante um aumento.

3) Com a elevação da temperatura das soluções de hipoclorito de sódio, a dissolução do tecido pulpar bovino foi mais rápida.

4) A variação percentual das soluções de hipoclorito de sódio, após a dissolução, foi inversamente proporcional à concentração inicial da solução, ou seja, quanto maior a concentração inicial das soluções de hipoclorito de sódio, menor foi a redução do seu pH.[77]

Outros *estudos in vitro* :

J **Walker,** em 1936, introduziu o uso de solução de soda clorada de dupla força (5% NaOCl) como irrigante do canal radicular na prática endodôntica, que tem continuado em todo o mundo desde então, sem nenhum estudo que demonstre definitivamente que qualquer outro irrigante é mais eficaz.

J **Siqueira et al.** avaliaram a eficácia do NaOCl a 4% contra o Enterococcus faecalis in vitro, referindo que foi significativamente mais eficaz do que a solução salina (grupo de controlo) na desinfeção do canal radicular. Num outro estudo, Siqueira et al.[20] compararam a atividade antibacteriana de vários irrigantes contra quatro bactérias anaeróbias de pigmentação negra e quatro bactérias facultativas através de um teste de difusão em ágar. Os seus resultados mostraram que a eficácia antibacteriana do NaOCl a 4% e do NaOCl a 2,5% foi significativamente superior à dos outros agentes testados. Num outro estudo, mostraram que não havia diferença na atividade antibacteriana de 1%, 2,5% e 5% de NaOCl.[78]

J **Gomes et al.** avaliaram a eficácia de cinco concentrações de NaOCl (0,5%, 1%, 2,5%, 4% e 5,25%) e duas formas de gluconato de clorexidina (CHX) (gel e líquido) em três concentrações (0,2%, 1% e 2%) na eliminação de E. faecalis. Verificaram que todos os irrigantes foram eficazes na eliminação de E. faecalis, mas em tempos diferentes.

J **Vianna et al.** investigaram a atividade antimicrobiana de cinco concentrações de NaOCl (0,5%, 1%, 2,5%, 4% e 5,25%) e compararam os resultados com os obtidos com 0,2%, 1% e 2% de CHX. Todos os irrigantes testados eliminaram Porphyromonas endodontalis, Porphyromonas gingivalis e Prevotella intermedia em 15s.[79]

J **Berber et al.** avaliaram a eficácia do NaOCl a 0,5%, 2,5% e 5,25% como irrigantes intracanais associados às técnicas de instrumentação manual e rotatória contra o E. faecalis nos canais radiculares e túbulos dentinários. Verificaram que a concentração de 5,25% foi a solução mais eficaz, seguida da concentração de 2,5%.[80]

J **Oliveira** e colaboradores compararam a eficácia de duas concentrações diferentes de NaOCl (5,25% e 1,5%) com 2% de gel de CHX contra E. faecalis. Os resultados mostraram que o NaOCl a 5,25% e o gel de CHX a 2% tinham um bom potencial para manter uma contagem baixa de E. faecalis. imediatamente e 7 dias após a instrumentação, enquanto o NaOCl a 1,5% reduziu a contagem de UFC de E. faecalis apenas após a instrumentação.[81]

O hipoclorito de sódio, NaOCl, é fabricado pela reação do cloro molecular com hidróxido de sódio e água. É necessário um pequeno excesso de hidróxido de sódio para manter o pH entre 11 e 13 para minimizar a decomposição. O hipoclorito de sódio desproporciona-se espontaneamente em cloreto e clorato. Esta desproporção é acelerada pela força iónica, temperatura e concentração da lixívia. A capacidade de dissolução do hipoclorito de sódio depende da sua concentração, volume e tempo de contacto da solução, mas também da área de superfície do tecido exposto. No entanto, concentrações elevadas são potencialmente tóxicas para o tecido periapical.

Estudos in vivo :

-**Ercan et al.** compararam a eficácia antibacteriana da CHX a 2% e do NaOCl a 5,25% como irrigantes dos canais radiculares. Os seus resultados demonstraram que ambas as soluções foram significativamente eficazes na redução dos microrganismos em dentes com polpa necrótica, lesões periapicais ou ambas.

J **Vianna et al.** investigaram o grau de redução microbiana após o preparo quimio-mecânico de canais radiculares humanos contendo tecido pulpar necrótico, utilizando solução de NaOCl ou gel de CHX com técnicas de reação em cadeia da polimerase quantitativa em tempo real (RTQ-PCR) e cultura. Verificaram que, utilizando ambas as técnicas de identificação, a redução bacteriana no grupo do NaOCl foi significativamente maior do que no grupo da CHX.[82]

J **Siqueira et al.** compararam a eficácia do NaOCl a 2,5% e da CHX a 0,12% como irrigantes na redução das populações bacterianas cultiváveis em canais radiculares infectados de dentes com periodontite apical. Seus achados revelaram que o preparo quimio-mecânico utilizando qualquer uma das soluções reduziu substancialmente o número de bactérias cultiváveis nos canais. Noutro estudo, **Siqueira et al.** investigaram a redução bacteriana após a instrumentação utilizando NaOCl a 2,5% como irrigante e posterior penso inter-apontamentos com uma pasta de hidróxido de cálcio (Ca(OH)2)/paramonoclofenol canforado (CPMC). Os resultados mostraram que a preparação quimio-mecânica com NaOCl a 2,5% reduziu significativamente o número de bactérias no canal, mas não conseguiu tornar o canal livre de bactérias cultiváveis em mais de metade dos casos. Um curativo intracanal de 7 dias com pasta de Ca(OH)$_2$ /CPMC aumentou significativamente o número de casos de cultura negativa.[83]

Em geral, pode concluir-se que o NaOCl, tanto em condições *in vitro* como *in vivo*, exibe uma excelente atividade antibacteriana.

[II] Atividade antifúngica :

A Candida albicans é a espécie fúngica mais comummente detectada na cavidade oral tanto de indivíduos saudáveis (30-45%) como de indivíduos clinicamente comprometidos (95%). Os fungos foram ocasionalmente encontrados em infecções primárias dos canais radiculares, mas parecem ser mais comuns nos canais radiculares de dentes obturados em que o tratamento falhou. Em geral, a ocorrência de leveduras relatada em canais radiculares infectados varia entre 1% e 17%. Uma vez que os fungos podem estar envolvidos em casos de infecções persistentes e secundárias associadas a lesões perirradiculares recalcitrantes, o espetro de atividade antimicrobiana dos medicamentos e irrigantes endodônticos deve incluir estes microrganismos.[84]

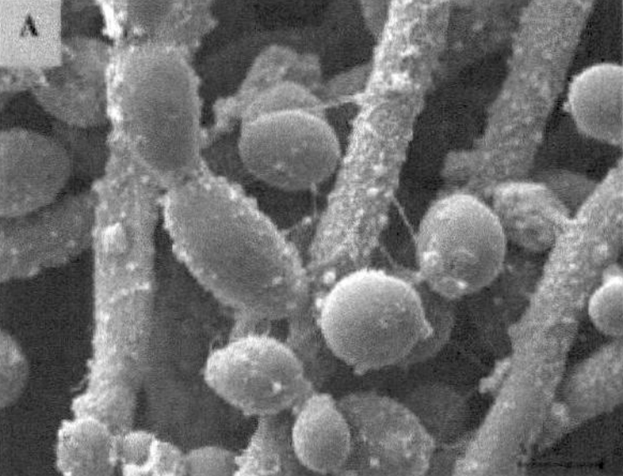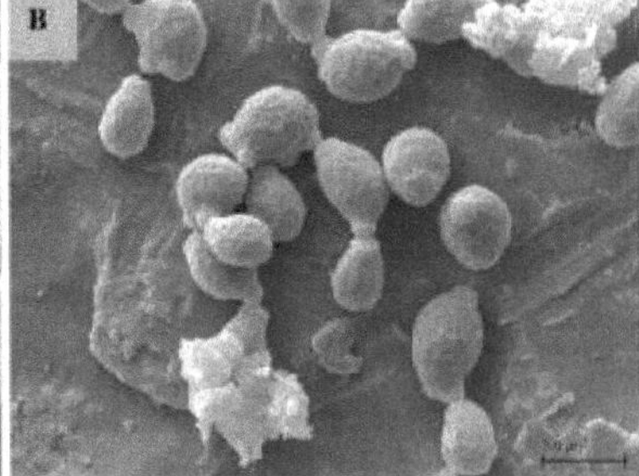

Fig 4 Biofilmes de C. albicans em discos de titânio após tratamento com (A) digluconato de CHX,

(8) com hipocloreto de sódio (que provoca a formação de células de levedura rugosas)[84]

J **Sen et al.** avaliaram as propriedades antifúngicas de NaOCl a 1%, NaOCl a 5% e CHX a 0,12% contra Candida albicans, utilizando tubos cilíndricos de dentina. Verificaram que a C. albicans era mais resistente na presença de smear layer do que na ausência de smear layer. Quando a smear layer estava ausente, o NaOCl começou a apresentar atividade antifúngica após 30 minutos.

J **Waltimo et al.** avaliaram a suscetibilidade de sete estirpes de C. albicans a quatro desinfectantes: NaOCl, IKI, acetato de CHX e hidróxido de cálcio. Além disso, foram testados todos os pares possíveis de desinfectantes para comparar o efeito da combinação e dos seus componentes. As células de C. albicans foram altamente resistentes ao hidróxido de cálcio. O NaOCl (5% e 0,5%) e o iodeto de potássio (2%) e o iodeto de potássio (4%) mataram todas as células de levedura em 30 segundos, enquanto que o acetato de CHX (0,5%) mostrou uma morte completa após 5 minutos. As combinações de desinfectantes foram igualmente ou menos eficazes.

-Ferguson et al. procuraram determinar a suscetibilidade *in vitro* da C albicans a vários irrigantes e medicamentos. Foram determinadas as concentrações inibitórias mínimas de NaOCl, peróxido de hidrogénio, digluconato de CHX e hidróxido de cálcio aquoso. Os resultados revelaram que o NaOCl, o peróxido de hidrogénio e o digluconato de CHX foram eficazes contra a C. albicans, mesmo quando significativamente diluídos.

-*S* Ruff et al. verificaram que o NaOCl a 6% era igualmente eficaz e estatisticamente significativamente superior ao BioPure MTAD e ao EDTA a 17% na atividade antifúngica.

J **Radcliffe et al.** demonstraram que quatro concentrações de NaOCl reduziram as UFC abaixo do limite de deteção após 10s no caso da C. albicans. Esta descoberta foi confirmada por **Ayhan et al.** e, no seu conjunto, pode argumentar-se que a atividade antifúngica do NaOCl é superior ou, pelo menos, igual à de outras soluções de irrigação comuns.

[III]   NaOCl e biofilmes :
Na endodontia, o conceito de biofilme tem recebido pouca atenção até à data. Tem sido discutido principalmente no âmbito do aparecimento de bactérias nas pontas das raízes de dentes com polpas não vitais. Pensa-se que estas agregações bacterianas são a causa da periodontite apical resistente à terapia.[47]

-Spratt et al. avaliaram a eficácia do NaOCl (2,25%), da CHX a 0,2%, da iodopovidona a 10%, da prata coloidal a 5 ppm e da solução tamponada com fosfato (PBS) (como controlo) contra biofilmes em monocultura de cinco isolados de canais radiculares, incluindo P intermedia, Peptostreptococcus miros, Streptococcus intermedius, F. nucleatum e E. faecalis. Os resultados mostraram que o NaOCl foi o antimicrobiano mais eficaz, seguido da solução de iodo.[85]

J **Clegg et al.** avaliaram a eficácia de três concentrações de NaOCl (6%, 3% e 1%), 2% de CHX e BioPure MTAD em biofilmes de dentina apical in vitro. Os seus resultados indicaram que o NaOCl a 6% era o único irrigante capaz de tornar as bactérias inviáveis e de remover fisicamente o biofilme.[47]

J **Ozok et al.** compararam o crescimento e a suscetibilidade a diferentes concentrações de NaOCl de biofilmes de espécies mono e duplas de Fusobacterium nucleatum ou Peptostreptococcus micros in vitro durante 24 horas ou 96 horas. Os resultados revelaram que, embora às 24 horas os biofilmes de espécies duplas tivessem contagens viáveis semelhantes às das monoespécies, eram mais resistentes ao NaOCl. Às 96 horas, ambos os microrganismos tinham contagens viáveis mais elevadas e eram mais resistentes ao NaOCl em biofilmes de espécies duplas do que em biofilmes de espécies mono. Os biofilmes de espécies mistas de F. nucleatum e P. micros apresentaram uma sinergia dependente do tempo no crescimento e na resistência ao NaOCl.

J **Dunavant et al.** avaliaram a eficácia de NaOCl a 6%, NaOCl a 1%, Smear Clear™, CHX a 2%, REDTA e BioPure™ MTAD™ contra biofilmes de E. faecalis utilizando um novo sistema de testes in vitro. Os biofilmes cultivados num sistema de células de fluxo foram submergidos em irrigantes de teste durante 1 ou 5 minutos. Verificou-se uma relação significativa entre o agente de teste e a percentagem de morte das bactérias do biofilme. Não foi encontrada uma relação significativa entre o tempo e a percentagem de morte. A percentagem de eliminação das bactérias dos biofilmes foi: 6% NaOCl (>99,99%), 1% NaOCl (99,78%), Smear Clear™ (78,06%), 2% CHX (60,49%), REDTA (26,99%) e BioPure™ MTAD™ (16,08%). Registou-se uma diferença significativa entre NaOCl a 1% e 6% e todos os outros agentes, incluindo Smear Clear™, CHX a 2%, REDTA e BioPure™ MTAD™. Por conseguinte, tanto o NaOCl a 1% como o NaOCl a 6% foram mais eficazes na eliminação do biofilme de E. faecalis do que as outras soluções testadas.

J **Giardino et al.** avaliaram a eficácia do NaOCl a 5,25% e do MTAD contra o biofilme de E. faecalis e verificaram que apenas o NaOCl a 5,25% pode desagregar e remover o biofilme em qualquer altura.[86]

[IV] Efeito tampão da dentina no NaOCl:

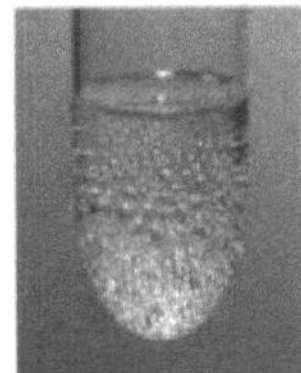

Fig. 5

O NaOCl é uma base forte e um oxidante não específico. Reage com os aminoácidos através de reacções de neutralização e de cloraminação, levando à degradação dos aminoácidos. O efeito de desproteinização tem sido utilizado no tratamento endodôntico. Um estudo histoquímico imunológico demonstrou que o colagénio de tipo I e os glicosaminoglicanos perderam a sua imunorreactividade após o tratamento com NaOCl, quando foi utilizado um modelo de dentina desmineralizada. No entanto, na dentina intacta este efeito foi mínimo, sugerindo que a hidroxiapatite tem um papel protetor ao incorporar o colagénio e outras proteínas contra a atividade oxidativa do NaOCl. No entanto, vários estudos in vivo mostraram claramente que a instrumentação e a irrigação com hipoclorito de sódio não conseguem produzir canais radiculares estéreis de forma previsível. Estudos com dentina em pó mostraram que a dentina tem um efeito inibitório na eficácia antibacteriana do hipoclorito de sódio a 1%. A dentina em pó (18% v/w) atrasou muito o processo de morte do E. faecalis, que foi usado como organismo de teste. Quando o hipoclorito foi pré-incubado com dentina num tubo de ensaio fechado durante 24 horas antes de adicionar as bactérias, para matar todas as bactérias foram necessárias 24 horas de incubação com hipoclorito, enquanto que após 1 hora de incubação todas as células bacterianas ainda estavam viáveis. Não existem dados disponíveis sobre o efeito da hidroxiapatite no efeito antibacteriano do hipoclorito de sódio.

Em geral, parece que a dentina reduz ou inibe a atividade antibacteriana do NaOCl.

[V] Solubilidade tecidular do NaOCl :

Foram realizados vários estudos para encontrar um irrigante que possua quatro propriedades principais: atividade antimicrobiana, não toxicidade para os tecidos periapicais, solubilidade em água e capacidade de dissolver a matéria orgânica. Por conseguinte, um irrigante ideal deve dissolver a matéria orgânica no interior do sistema de canais radiculares. **Grossman** e **Meiman** relataram que o hipoclorito de sódio a 5% dissolve esse tecido em 20min a 2h. **Moorer** e **Wesselink** mostraram que a dissolução do tecido dependia de três factores: *frequência de agitação, quantidade de matéria orgânica em relação à quantidade de irrigante no sistema* e *área de superfície de tecido* disponível.

Okino et al. avaliaram a capacidade de dissolução dos tecidos com hipoclorito de sódio a 0,5, 1,0 e 2,5%; solução aquosa de CHX a 2%; gel de CHX a 2% (Natrosol™); e água destilada como controlo. A água destilada e ambas as soluções de CHX não dissolveram o tecido pulpar no espaço de 6h. As velocidades médias de dissolução para as soluções de hipoclorito de sódio a 0,5, 1,0 e 2,5% foram de 0,31, 0,43 e 0,55mg/min, respetivamente.

Noutro estudo, **Naenni et al**. avaliaram a capacidade de dissolução de tecido necrótico do hipoclorito de sódio (NaOCl) a 1% (wt/vol), da clorexidina a 10%, do peróxido de hidrogénio a 3% e 30%, do ácido peracético a 10%, do dicloroisocianurato (NaDCC) a 5% e do ácido cítrico a 10%. Nenhuma das soluções de teste, com exceção do hipoclorito de sódio, apresentou uma capacidade substancial de dissolução dos tecidos. Concluiu-se que este facto pode ser importante quando se considera a utilização de outros irrigantes para além do NaOCl.[42]

Clarkson et al. avaliaram a capacidade de dissolução tecidual de duas concentrações de NaOCl em polpas de incisivos de suínos. Verificaram que concentrações maiores proporcionavam uma dissolução mais rápida do tecido.[87]

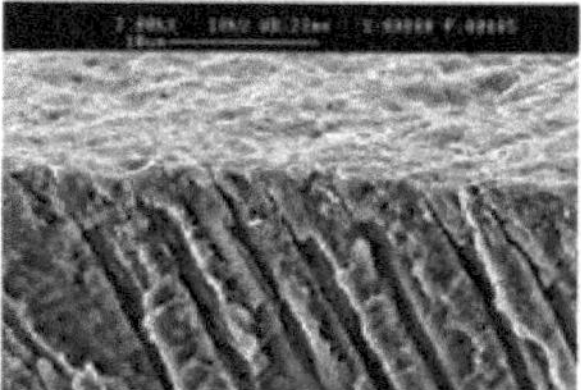

Fig 6 Secção transversal da dentina radicular coberta pela smear layer criada pela instrumentação.

(Tampões de esfregaço em canais de dentina)

Os pontos fracos do NaOCl incluem o sabor desagradável, a toxicidade e a sua incapacidade de remover a camada de esfregaço (Fig.6) por si só, uma vez que apenas dissolve material orgânico.[47]

Efeito do NaOCl nos instrumentos endodônticos

A preparação do canal requer uma forma contínua e progressivamente afunilada, de modo a permitir que o NaOCl chegue à secção apical do canal e exerça a sua ação bactericida e dissolva os detritos orgânicos. Os instrumentos de níquel-titânio entram em contacto com o NaOCl quando a solução está presente na câmara pulpar e no canal radicular durante a instrumentação. O NaOCl é corrosivo para os metais, provocando a remoção selectiva do níquel da superfície e criando micropitting. Supõe-se que estes defeitos microestruturais podem levar a áreas de concentração de tensões e formação de fissuras, enfraquecendo a estrutura do instrumento.

i) **Ohoy et al.** avaliaram o efeito dos procedimentos de limpeza com NaOCl e detectaram fenómenos corrosivos significativos em instrumentos de NiTi expostos a 1% de NaOCl até 10 ciclos de limpeza. No entanto, não foi encontrada uma redução significativa do binário na fratura ou do número de rotações até à fadiga por flexão.

ii) **Busslinger et al.** utilizaram NaOCl a 5% durante 30 ou 60 minutos e instrumentos rotativos Lightspeed e encontraram padrões de corrosão, embora os autores não tivessem a certeza das implicações clínicas.

iii) **Berutti** e **Marini** avaliaram a influência da imersão em NaOCl na resistência à fratura por fadiga cíclica e à corrosão dos instrumentos rotatórios ProTaper NiTi. Concluíram que, se os instrumentos rotativos de NiTi funcionarem imersos numa solução de NaOCl contida nas câmaras pulpares de dentes restaurados com metais ou ligas com diferentes valores de nobreza eletroquímica, pode ocorrer corrosão galvânica. Estes fenómenos de acoplamento podem provocar pitting e fissuras que alteram a integridade da superfície do instrumento, diminuindo a sua resistência à fratura por fadiga cíclica.

iv) **Haikel et al.** referiram que as propriedades mecânicas dos instrumentos de Ni-Ti não foram afectadas pelo NaOCl, nem a eficiência de corte.

❖ **Efeito do aquecimento do NaOCl na solubilidade antimicrobiana e tecidular**

Uma abordagem alternativa para melhorar a eficácia do hipoclorito de sódio no sistema de canais radiculares poderia ser o aumento da temperatura das soluções de NaOCl de baixa concentração, melhorando assim a sua capacidade de dissolução imediata dos tecidos. Para além disso, as soluções de hipoclorito aquecidas removem os resíduos orgânicos das aparas de dentina de forma mais eficiente do que as soluções não aquecidas.

Já em 1936, foi demonstrado o efeito da temperatura do NaOCl na sobrevivência do Mycobacterium tuberculosis. Com os testes efectuados até à data, as taxas bactericidas das soluções de hipoclorito de sódio são mais do que duplicadas por cada aumento de 5°C na temperatura no intervalo de 5-60°C. Isto foi corroborado num estudo recente utilizando células planctónicas de E. faecalis em estado estacionário; um aumento de temperatura de 25°C aumentou a eficácia do NaOCl por um fator de 100. A capacidade de uma solução de NaOCl a 1% a 45°C para dissolver polpas dentárias humanas foi considerada igual à de uma solução a 5,25% a 20°C.

Por outro lado, com uma eficácia semelhante a curto prazo no ambiente imediato, ou seja, no sistema de canais radiculares, a toxicidade sistémica dos irrigantes de NaOCl pré-aquecidos deve ser inferior à dos seus homólogos não aquecidos mais concentrados, uma vez que o equilíbrio da temperatura é atingido de forma relativamente rápida[87] . No entanto, não existem estudos clínicos disponíveis para apoiar a utilização de NaOCl aquecido.

❖ **Efeito do NaOCl na composição e estrutura da dentina**

A dentina é composta por aproximadamente 22% de material orgânico em peso. A maior parte é constituída por colagénio tipo I, que contribui consideravelmente para as propriedades mecânicas da dentina. Sabe-se que o hipoclorito de sódio fragmenta cadeias peptídicas longas e clora os grupos terminais das proteínas; as N-cloraminas resultantes são decompostas noutras espécies. Consequentemente, as soluções de hipoclorito podem afetar as propriedades mecânicas da dentina através da degradação dos componentes orgânicos da dentina. Um estudo efectuado em dentina bovina sugeriu que, no período de tempo de um tratamento de canal radicular, as soluções de hipoclorito concentradas causam efeitos adversos na biomecânica da dentina. **Slut-zky-Goldberg et al.** avaliaram o efeito na microdureza da dentina radicular de soluções de hipoclorito de sódio a 2,5% e 6% durante vários períodos de irrigação (5, 10 ou 20 min). Verificaram que houve uma diferença significativa nos grupos irrigados durante 10 ou 20 minutos. Para além disso, a diminuição da microdureza foi mais acentuada após a irrigação com NaOCl a 6% do que com NaOCl a 2,5%. Uma exposição de 2h da dentina a soluções de NaOCl superiores a 3% (p/v) diminui significativamente o módulo de elasticidade e a resistência à flexão da dentina humana em comparação com a solução salina fisiológica. Recentemente, **Marending et al.** avaliaram os efeitos do NaOCl nas propriedades estruturais, químicas e mecânicas da dentina radicular humana.

❖ **Efeito do NaOCl na adesão à dentina**

A dentina é degenerada pelo tratamento com NaOCl devido à dissolução do colagénio dentinário. Além disso, o NaOCl residual pode interferir com a polimerização da resina de ligação devido à geração de oxigénio. A resistência de união da resina após o tratamento com NaOCl antes do condicionamento diminuiu quando se utilizou um sistema de resina de anidrido de 4 metacriloxietil trimelitato em metacrilato de metilo iniciado por tri N-butil borano (MMA-TBB).

A diminuição da resistência da ligação é melhorada quando uma solução de ácido ascórbico ou de tiossulfato de sódio é aplicada após o tratamento com NaOCl. Estas soluções removem o NaOCl através da reação de oxidação-redução.

❖ **Propriedade hemostática do NaOCl**

Para além das suas excelentes propriedades antimicrobianas e de dissolução de tecidos, o NaOCl também é bem sucedido no controlo da hemorragia de amputação de tecidos. Desde o final dos anos

Na década de 1950, estudos histológicos relataram que o NaOCl é biologicamente compatível com os tecidos pulpares expostos e muito bem sucedido quando utilizado como agente hemostático no capeamento direto da polpa.

i) **Senia et al.** demonstraram que o NaOCl a 5,25% é mais eficaz na remoção de tecidos normais não infectados do que o soro fisiológico e que o efeito solvente do NaOCl nos tecidos normais subjacentes parece ser limitado pela efervescência da solução, o que limita o seu efeito solvente apenas às células superficiais e o torna ineficaz nos tecidos pulpares mais profundos.

ii) **Hafez et al.** demonstraram que o NaOCl a 3% era biocompatível como agente de controlo da hemorragia, uma vez que as polpas tratadas com esta concentração não demonstraram evidência de necrose pulpar após 7 e 27 dias.[87]

Sabe-se que certos componentes da hemoglobina se transformam em pigmentos de bilirrubina nos microssomas celulares in vivo. Pode concluir-se que o NaOCl pode ser utilizado para a desinfeção e amputação química de resíduos operatórios e de coágulos, bem como para o estabelecimento de uma interface dentina-polpa livre de biofilme orgânico antes do capeamento adesivo.[87]

Não existe uma concentração de hipoclorito de sódio universalmente aceite para utilização como irrigante endodôntico. A ação antibacteriana e de dissolução de tecidos do hipoclorito aumenta com a sua concentração, mas isto é acompanhado por um aumento da toxicidade. As concentrações utilizadas variam de 5,25% para baixo, dependendo dos protocolos de diluição e armazenamento de cada profissional. Estão disponíveis aquecedores de soluções para aumentar a temperatura até 60°C. O aumento da temperatura de uma solução de hipoclorito melhora a atividade bactericida e de dissolução da polpa, embora o efeito da transferência de calor para os tecidos adjacentes seja incerto.

MEDIDAS DE PRECAUÇÃO A ADOPTAR

[A] Toxicidade do NaOCl:

O hipoclorito de sódio tem um pH de 11-12 aproximadamente e quando o hipoclorito entra em contacto com as proteínas dos tecidos, forma-se nitrogénio, formaldeído e acetaldeído num curto espaço de tempo e as ligações peptídicas são quebradas, resultando na dissolução das proteínas. Um aumento da temperatura da solução melhora significativamente os efeitos antimicrobianos e de dissolução de tecidos do hipoclorito de sódio. Como consequência destas propriedades, o NaOCl é altamente tóxico em concentrações elevadas e tende a induzir irritação dos tecidos por contacto.

J **Pashley et al.** demonstraram a citotoxicidade do NaOCl utilizando três modelos biológicos independentes. Verificaram que uma concentração tão baixa como 1:1000 (v/v) de NaOCl em solução salina causava a hemólise completa dos glóbulos vermelhos in vitro.

-S **Kozol et al.** provaram que a solução de Dakin é prejudicial para a quimiotaxia dos neutrófilos e tóxica para os fibroblastos e as células endoteliais.

J **Heggers et al.** examinaram a cicatrização de feridas relativamente à irrigação e às propriedades bactericidas do NaOCl em modelos in vitro e in vivo. Concluíram que 0,025% de NaOCl era a concentração mais segura a utilizar porque era bactericida mas não tóxica para os tecidos.

-S **Zhang et al.** avaliaram a citotoxicidade de quatro concentrações de NaOCl (5,25%, 2,63%, 1,31% e 0,66%), eugenol, 3% de H_2O_2, pasta de $Ca(OH)_2$ e MTAD Os resultados mostraram que a toxicidade do NaOCl era dependente da dose.

A maioria das complicações do uso do hipoclorito de sódio parece resultar da sua injeção acidental para além do ápice radicular, o que pode causar reacções tecidulares violentas caracterizadas por dor, inchaço, hemorragia e, em alguns casos, o desenvolvimento de infeção secundária e parestesia. Por conseguinte, deve ter-se muito cuidado ao utilizar o hipoclorito de sódio durante a irrigação endodôntica. **Ehrich et al.** sugeriram que um clínico deve verificar, tanto clínica como radio- graficamente, a existência de ápices imaturos, reabsorção radicular, perfurações apicais ou quaisquer outras condições que possam resultar em volumes maiores do que o normal de irrigante a ser extrudido do sistema de canais radiculares para o tecido circundante. A irrigação deve ser efectuada lentamente, com movimentos suaves da agulha, para garantir que esta não fica presa no canal.

[B] Complicações durante a irrigação:

Como já foi referido, o hipoclorito de sódio tem efeitos tóxicos nos tecidos vitais, resultando em hemólise, ulceração da pele e necrose. Algumas das complicações mais importantes relacionadas com a irrigação com NaOCl são enumeradas a seguir.

i) Danos no vestuário

Como o hipoclorito de sódio é um agente branqueador doméstico comum, mesmo pequenas quantidades podem causar danos graves. Quando se utiliza um dispositivo ultrassónico para irrigação do canal radicular, o aerossol também pode causar danos. Estes acidentes devem ser evitados através de uma proteção adequada do vestuário do doente. Quando se utiliza a irrigação manual, deve assegurar-se que a agulha e a seringa de irrigação estão bem fixas e não se separam durante a transferência ou a irrigação, de modo a evitar fugas para a roupa.

ii) Danos no olho

O contacto do irrigante com os olhos do doente ou do operador provoca dor imediata, lacrimejamento abundante, ardor intenso e eritema. Pode ocorrer perda de células epiteliais na camada exterior da córnea. O dentista deve efetuar uma irrigação ocular imediata com grandes quantidades de água da torneira ou soro fisiológico estéril e o doente deve ser encaminhado para um oftalmologista para exame e tratamento adicionais.

iii) Injeção de NaOCl para além do forame apical

A injeção inadvertida de hipoclorito de sódio para além do forame apical pode ocorrer em dentes com forame apical largo ou quando a constrição apical foi destruída durante a preparação do canal radicular ou por reabsorção. Além disso, a pressão extrema durante a irrigação ou a fixação da ponta da agulha de irrigação no canal radicular, sem que o irrigante saia do canal radicular coronalmente, pode resultar no contacto de grandes volumes do irrigante com os tecidos apicais. Se isto ocorrer, a excelente capacidade de dissolução de tecidos do hipoclorito de sódio conduzirá à necrose dos tecidos.

iv) Reacções alérgicas ao NaOCl

Também foram relatadas reacções de hipersensibilidade ao hipoclorito de sódio. *Kaufman e Keila* relataram um caso que foi detectado antes do início da terapia endodôntica, de modo que o paciente foi encaminhado a um alergista. Após um teste cutâneo, o alergologista diagnosticou uma hipersensibilidade a materiais domésticos contendo NaOCl e recomendou que não se utilizasse NaOCl durante o tratamento do canal radicular. Os canais foram irrigados com Solvidont e o procedimento decorreu sem intercorrências. Num segundo caso, foi utilizado hipoclorito de sódio (1%) para irrigação de um incisivo central maxilar com fratura horizontal na raiz média. O doente referiu de imediato dor intensa e sensação de ardor. Em poucos segundos, o lábio superior e a bochecha até à zona infra-orbitária ficaram inchados, acompanhados de equimose e hemorragia profusa do canal radicular. A dor diminuiu após alguns minutos, mas o paciente queixou-se de problemas respiratórios e foi encaminhado para uma unidade de cuidados de emergência. Foram administrados corticosteróides sistémicos e anti-histamínicos por via intravenosa e foram prescritos antibióticos. O inchaço desapareceu ao fim de três dias, mas a parestesia no lado esquerdo da face manteve-se durante 10 dias. Foi efectuada nova terapêutica endodôntica com peróxido de hidrogénio e solução salina estéril, sem intercorrências. Alguns dias após o incidente, foi realizado um teste de raspagem cutânea que revelou uma reação alérgica positiva muito rápida.[87]

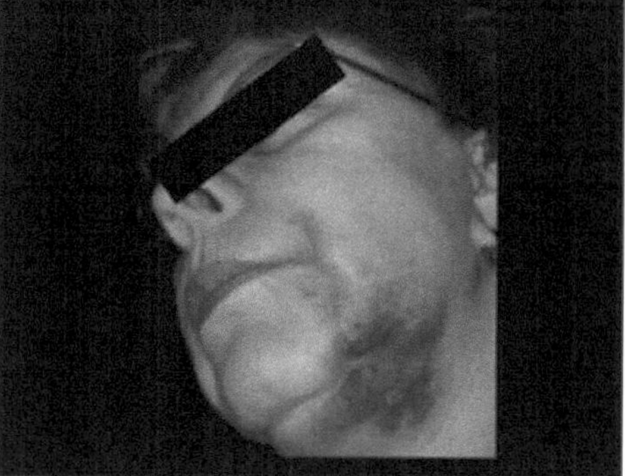

Fig. 7

Num estudo in vitro, que utilizou uma técnica de irrigação com agulha de pressão positiva para imitar as condições e técnicas clínicas, verificou-se que a pressão apical gerada era oito vezes superior à pressão venosa normal.

Isto não implica que o NaOCl possa ou deva ser excluído como irrigante endodôntico; o que implica é que deve ser administrado com segurança.[103]

Gestão de acidentes com NaOCl

A gestão adequada de um acidente com NaOCl é importante para obter os melhores resultados.

A seguir são enumerados alguns factores importantes para a gestão de um acidente com NaOCl:

- Reconhecimento precoce do problema; o doente deve ser informado da causa e da natureza do acidente
- Irrigação imediata do canal com solução salina normal para diluir o NaOCl
- Permitir que a resposta hemorrágica elimine o irritante dos tecidos
- Tranquilizar o doente
- Fornecer ao doente instruções verbais e escritas sobre cuidados domiciliários
- Monitorizar o doente

Evitar acidentes com NaOCl

Os passos seguintes podem ajudar os médicos a evitar acidentes com NaOCl:

- Preparação adequada do acesso
- Utilização de um dique de borracha
- Bom controlo do comprimento de trabalho
- Agulha de irrigação colocada I mm a 3 mm abaixo do comprimento de trabalho
- Agulha colocada de forma passiva e não bloqueada no canal
- Irrigante expresso no canal radicular lentamente
- Movimentos constantes para dentro e para fora da agulha de irrigação no espaço do canal
- Deve observar-se o "refluxo" da solução à medida que é introduzida no canal
- Utilizar agulhas de entrega lateral especificamente concebidas para fins endodônticos

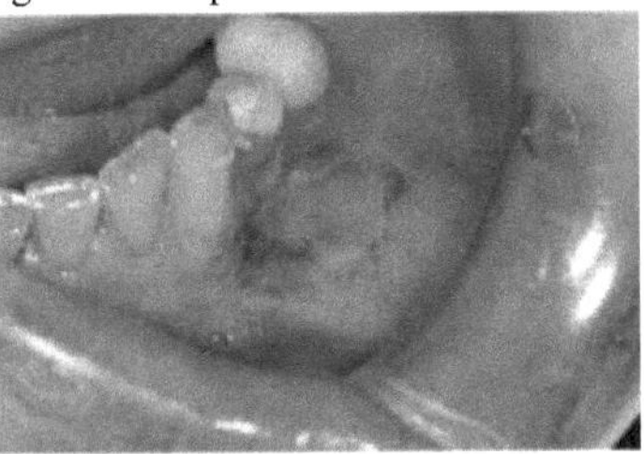

Fig. 8

Como reconhecer um acidente com NaOCl

- Dor intensa imediata (durante 2-6 minutos)
- Balonismo ou edema imediato nos tecidos moles adjacentes devido à perfusão do tecido conjuntivo frouxo
- Extensão do edema a um local grande do rosto, como as bochechas, a região peri-orbital ou os lábios
- Equimoses na pele ou mucosas devido a hemorragias intersticiais abundantes
- Hemorragia intra-oral profusa diretamente do canal radicular
- Sabor ou cheiro a cloro devido à injeção de NaOCl no seio maxilar
- Dor inicial intensa substituída por um desconforto ou entorpecimento constante, relacionado com a destruição e distensão dos tecidos
- Anestesia reversível ou persistente

*   Possibilidade de infeção secundária ou de propagação de uma infeção anterior

Como tratar um acidente de NaOCI

*   Mantenha-se calmo e informe o doente sobre a causa e a natureza da complicação.
*   Irrigar imediatamente com solução salina normal para diminuir a irritação dos tecidos moles, diluindo o NaOCI
*   Deixe que a resposta hemorrágica continue, pois ajuda a expulsar o irritante dos tecidos.
*   Recomendar compressas de sacos de gelo durante 24 horas (intervalos de 15 minutos) para minimizar o inchaço:
*   Recomendar compressas quentes e húmidas após 24 horas (intervalos de 15 minutos).
*   Recomendar a lavagem com soro fisiológico normal durante uma semana para melhorar a circulação na zona afetada.

Para o controlo da dor

*   O controlo inicial da dor aguda pode ser conseguido com um bloqueio anestésico dos nervos.
*   Analgésicos narcóticos à base de acetaminofeno durante 3 a 7 dias (os analgésicos AINE devem ser evitados para diminuir a quantidade de hemorragia nos tecidos moles).
*   Cobertura antibiótica profiláctica durante 7 a 10 dias para evitar uma infeção secundária ou a propagação da infeção atual.
*   Terapia esteroide com metilprednisolona durante 2 a 3 dias para controlar a reação inflamatória.
*   Contacto diário para acompanhar a recuperação.
*   Em casos graves, como o de dificuldade respiratória, contactar o serviço de urgência local.
*   Tranquilizar o doente quanto à resolução demorada da reação inflamatória.
*   Fornecer ao doente instruções verbais e escritas sobre cuidados domiciliários.
*   Monitorizar o doente para controlo da dor, infeção secundária e tranquilização.[103]

SALINO NORMAL

O principal objetivo de uma solução de irrigação é facilitar a remoção de detritos durante a instrumentação mecânica e este objetivo pode ser alcançado com a ajuda de solução salina normal.

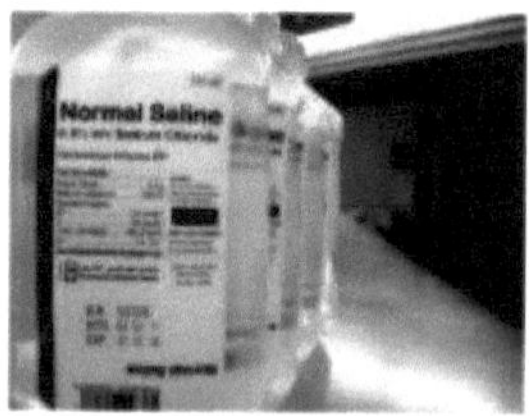

Fig. 9

Baker et al. (1999) defenderam a utilização de soro fisiológico. De um ponto de vista biológico, é o melhor e mais seguro irrigante. Em concentração isotónica (0,9w/v) não produz danos visíveis nos tecidos e pode eliminar os detritos dos canais. É muito amigo do ambiente, podendo efetuar o desbridamento e a lubrificação.[87] Não deve ser contaminado com materiais biológicos estranhos antes ou durante a utilização. Pode ser utilizado como alternativa em doentes sensíveis a outros irrigantes potentes e como lavagem final no fim da preparação biomecânica. A solução salina normal permite o desbridamento e a lubrificação grosseiros,

28

mas não possui propriedades antimicrobianas.[88] A **vantagem** de utilizar solução salina isotónica é que, mesmo que seja inadvertidamente extrudida para fora do canal durante a irrigação, é menos provável que produza qualquer reação adversa e qualquer dano acentuado nos tecidos, uma vez que a pressão osmótica da solução salina normal é igual à do sangue. Assim, as hipóteses de uma resposta inflamatória aguda são menores.

A **desvantagem** é que quando a irrigação é efectuada com soro fisiológico, não se consegue a destruição química da matéria microbiológica e a dissolução do tecido mecanicamente inacessível. É demasiado suave para limpar completamente os canais.

Não remove a camada de smear layer, apenas elimina alguns dos detritos superficiais do canal radicular (**Berg et al.** 1986).

ÁCIDO ETILENODIAMINO TETRA-ACÉTICO (EDTA)

A limpeza completa do sistema de canais radiculares requer a utilização de irrigantes que dissolvam material orgânico e inorgânico.[47] . Embora o hipoclorito de sódio pareça ser o irrigante endodôntico único mais desejável, ele não pode dissolver partículas inorgânicas de dentina e, assim, evitar a formação de uma camada de esfregaço durante a instrumentação. Os agentes desmineralizadores, como o ácido etilenodiamino tetra-acético (EDTA) e o ácido cítrico, têm sido recomendados como adjuvantes na terapia do canal radicular.[57]

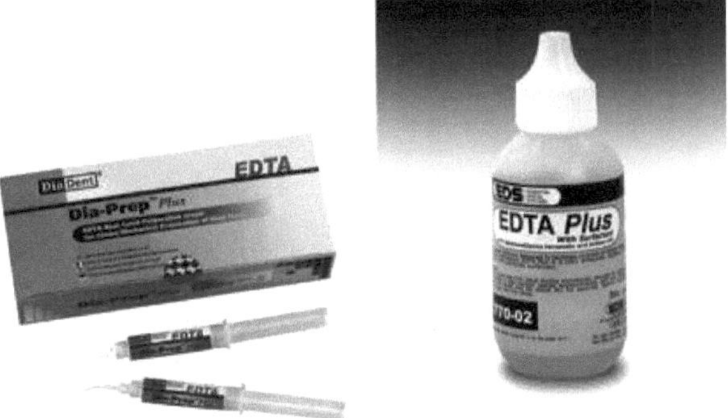

Fig 10   Fig 11

Antecedentes históricos

A utilização médica do EDTA como agente quelante foi introduzida na década de 1940, após a Segunda Guerra Mundial, quando um grande número de pessoal da marinha sofria de envenenamento por chumbo. O primeiro agente quelante amplamente utilizado, o composto orgânico ditiol dimercaprol, era também designado por British AntiLewisite ou BAL. Foi utilizado como antídoto para o gás venenoso à base de arsénio, Lewisite.

Os agentes quelantes são utilizados em endodontia para amolecer a dentina, facilitando o acesso a todo o comprimento do canal radicular e para remover a camada de esfregaço formada durante a instrumentação do canal radicular. A origem destes agentes remonta a 1951, altura em que foi publicado o primeiro relatório sobre o efeito desmineralizante do EDTA nos tecidos duros dentários. Os quelantes foram introduzidos pela primeira vez na endodontia por Nygaard-Ostby em 1957, que recomendou a utilização de uma solução de EDTA a 15% (pH 7,3) com a seguinte composição:

- Sal dissódico de EDTA (17 g)
- Aqua dest (100 ml)

- Hidróxido de sódio 5M (9,25 ml)

Mecanismo de ação

Nygaard-Ostby utilizou o princípio da solubilidade constante para explicar a desmineralização dos tecidos duros dentários pelo EDTA e pelo seu sal de sódio.[74]

Segundo Nygaard-Ostby, mesmo as substâncias liofóbicas como a dentina, cujos componentes minerais são principalmente cálcio e fosfato, são solúveis em água. Quando o sal dissódico do EDTA é adicionado a este equilíbrio, os iões de cálcio são removidos da solução. Isto leva à dissolução de mais iões da dentina, de modo a que o produto de solubilidade permaneça constante. O produto das concentrações molares dos iões cálcio e fosfato deve ser igual a uma constante a uma dada temperatura. Esta constante é designada por "K", a constante do produto de solubilidade. Os quelantes formam complexos estáveis com o cálcio. Quando todos os iões disponíveis tiverem sido ligados, forma-se o equilíbrio e não há mais dissolução. A dentina é formada por hidroxiapatite, que, num meio aquoso, se dissocia fracamente da seguinte forma:

$$Ca10(PO4)6(OH)2 \leftrightarrow 10Ca2+ + 2OH-$$

A concentração de iões de cálcio e fosfato nas soluções de dentina é muito baixa, com um pKsp de aproximadamente 115,2. Quando o EDTA está presente, os iões de cálcio em solução são sequestrados e, para satisfazer o produto de solubilidade, dissolve-se mais hidroxiapatite:

$$Ca10(PO4)6(OH)2 \leftrightarrow 10Ca2+ + 6PO43- + 2OH-$$

$$+$$

$$EDTA$$

$$\downarrow$$

$$EDTA\text{-}Ca$$

O EDTA e os iões de cálcio formam um complexo estável e a reação prossegue até se atingir o equilíbrio. Esta deve ser a base da ação do EDTA sobre a dentina num pH neutro. O pH diminui devido à troca de protões do EDTA pelo Ca^{2+}. A quelação prevalece em maior medida em condições neutras. O aumento do ião hidrogénio inverte a formação do complexo. Um pH demasiado ácido provocaria a protonação do EDTA. A protonação do EDTA que prevalece teria como resultado uma desmineralização insignificante. A eficiência quelante do EDTA a um pH mais elevado é considerada maior devido a um aumento da proporção de moléculas ionizadas e não ionizadas na solução. Isto pode ser atribuído ao facto de, a um pH elevado, o excesso de iões hidroxilo retardar a dissociação da hidroxiapatite, limitando assim o número de iões de cálcio disponíveis. Em contrapartida, a um pH baixo ou neutro, a ligação dos iões de cálcio tenderá a aumentar a dissociação da hidroxiapatite e a sua disponibilidade para quelação. Isto pode ainda ser explicado pelo facto de o mecanismo de ação do EDTA ser coexistente com a protonação e a quelação. Uma vez atingido o equilíbrio entre ambos, a ação do EDTA torna-se auto-limitada. Em condições neutras, a maioria dos quelantes tem um pH próximo do neutro. Uma proporção de 99% do EDTA está presente sob a forma de $EDTAH^{3-}$. Do ponto de vista químico, podem distinguir-se duas reacções coexistentes: a formação de complexos e a protonação

$$EDTAH^{3-} + Ca2+ \theta\ EDTACa^{2-} + H\ (FORMAÇÃO\ DE\ COMPLEXO)$$

$$EDTAH^{3-} + H \theta \; _{EDTAH2}^{2-} \text{ (PROTONAÇÃO)}$$

A troca de cálcio da dentina por hidrogénio resulta numa diminuição subsequente do pH. Devido à libertação do ácido, a eficácia do EDTA diminui com o tempo mas, por outro lado, a reação do ácido com a hidroxiapatite afecta a solubilidade da dentina. Assim, os quelantes causam descalcificação da dentina.

Agentes quelantes em endodontia

A eficácia dos quelantes está mais relacionada com a duração da aplicação do que com a escolha de qualquer preparação específica e diminui significativamente da parte coronal do canal radicular para a apical. Apenas 5 minutos após a aplicação existe uma zona de desmineralização com 30 μm de espessura, que aumenta para 40 μm após 30 minutos e até 50 μm após 48 horas .[21]

A interface entre esta camada e a dentina subjacente é uma linha clara de demarcação.

Uma solução de EDTA não penetra difusamente na dentina; pelo contrário, o seu efeito é auto-limitado[10] . Após a formação do complexo com o cálcio, é estabelecido um certo equilíbrio para que não ocorra mais nenhuma dissociação. Em combinação com a instrumentação, os quelantes podem aumentar significativamente a remoção da dentina e, por conseguinte, simplificar o processo de instrumentação do canal radicular. No entanto, o efeito de desmineralização é limitado. Parece depender da largura do canal radicular porque, especialmente em canais estreitos, a substância desmineralizante pode ser aplicada em quantidade insuficiente. Durante a instrumentação, existe uma camada de esfregaço de 5-Lim de espessura nas superfícies internas da parede do canal. A profundidade dos túbulos dentinários densamente compactados estende-se até 40 μm adicionais. Os constituintes da camada de esfregaço incluem dentina moída e restos de tecido pulpar, bem como bactérias no caso de um canal radicular infetado. O EDTA dissolve o componente inorgânico da camada de esfregaço.

O efeito antibacteriano dos quelantes do tipo gel, como o RC Prep, Glyde ou File-Care, deve-se principalmente à adição de 10% de ureia ou peróxido de carbamida e depende do período de tempo em que o preparado está realmente em contacto com a dentina da parede do canal.

O EDTA quase não tem atividade antibacteriana, é altamente biocompatível, pode desmineralizar a dentina intertubular e reduz a dureza da superfície da dentina da parede do canal radicular. Deve ter-se algum cuidado ao utilizar o EDTA no interior dos canais radiculares, porque a exposição prolongada ao EDTA pode enfraquecer a dentina radicular e, assim, aumentar o risco de criar uma perfuração durante a instrumentação mecânica do canal radicular.[35]

O EDTA e o CA são fabricados sob a forma de líquidos e géis. Embora não existam estudos comparativos sobre a eficácia dos produtos líquidos e em gel na desmineralização da dentina, é possível que o pequeno volume do canal radicular (apenas alguns microlitros) contribua para uma rápida saturação do produto químico e, consequentemente, para a perda de eficácia. Nestas situações, deve ser recomendada a utilização de produtos líquidos e a irrigação contínua.[47]

> **Papel do Ph**

Embora o pH não pareça desempenhar um papel muito importante no desempenho do EDTA, foi demonstrado que as soluções com um pH de 7,5 têm um desempenho mais eficiente do que as soluções com pH de 9,0.

> **Papel do tempo de duração na remoção da camada de esfregaço**

Calt *e* **Serper** demonstraram que 10 mL de irrigação com EDTA a 17% durante 1 minuto foi eficaz na remoção da smear layer, mas uma aplicação de 10 minutos causou erosão dentinária peritubular e intertubular excessiva. Foi demonstrado que o aumento do tempo de contacto e da concentração de EDTA de 10% para 17%, bem como um pH de 7,5 versus pH 9,0, aumentam a desmineralização da dentina.[57] De acordo com **Saito et al.** foi encontrada uma maior remoção da smear layer no grupo de irrigação com EDTA durante 1 minuto do que nos grupos de 30 segundos ou 15 segundos.[48]

> **Papel da concentração**

Após irrigação com EDTA a 15% durante 2 a 3 min e irrigação subsequente com NaOCl a 5% durante 2 a 3 min, verificou-se que a erosão era mais pronunciada, sugerindo que o NaOCl a 5% acelera a erosão dos túbulos dentinários.

O EDTA não só remove os iões de cálcio, como também as proteínas não colagénicas (NCP) e as fosfoproteínas solúveis em água a um pH neutro. Como o conteúdo de proteínas da matriz NCP diminui na porção apical do canal radicular, isso pode explicar o menor grau de descalcificação na parte apical do canal. O uso de EDTA seguido de irrigação com NaOCl diminui o conteúdo de cálcio da dentina radicular, mas o conteúdo de magnésio aumenta. Foi sugerido que o magnésio substitui os iões de cálcio na dentina. O EDTA é limitado na sua capacidade de desmineralizar a dentina porque cada molécula quelante relativamente grande só pode ligar um único ião de cálcio. Quando todas as moléculas estão ligadas, a reação pára.

Sudha et al. avaliaram os efeitos de duas concentrações diferentes de EDTA em dois valores de pH diferentes durante 1 e 10 minutos, respetivamente, na dentina radicular. Os melhores resultados para a remoção da smear layer e quantidade de desmineralização foram obtidos com EDTA a 10% de concentração a pH 9 durante 1 min.[75]

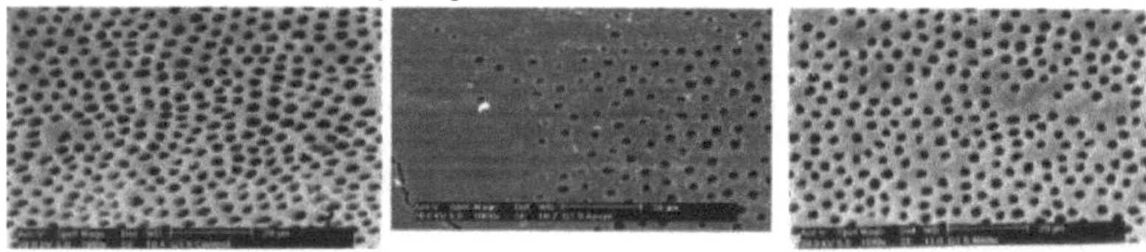

Fig. 12. Grupo 1 - efeito do EDTA a 15% durante 1 min, seguido de NaOCl a 1% durante 1 min no canal radicular. Neste espécime, os terços cervical (a) e médio (b) da parede do canal estão limpos, sem smear layer, e as aberturas dos túbulos são claramente visíveis (-1000). No terço apical (c), a camada de smear layer foi parcialmente removida e vê-se que oclui as aberturas de muitos túbulos dentinários (-1000).

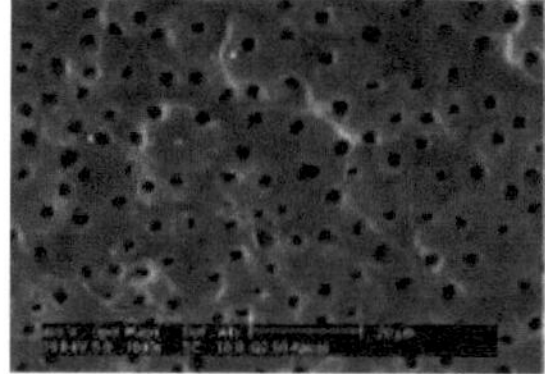

Fig 13 Grupo 2 - efeito do EDTA a 15% durante 3 min, seguido de NaOCl a 1% durante 3 min no terço apical do canal radicular. A smear layer foi completamente removida, e todas as aberturas dos túbulos foram claramente visíveis em quatro dos seis espécimes (-1000). O grupo 3 obteve os mesmos resultados.

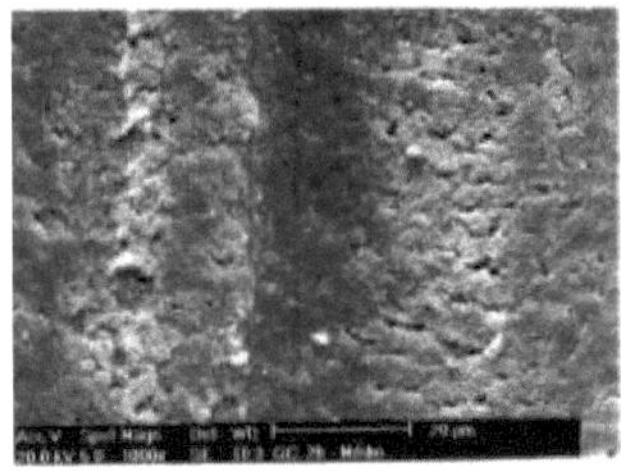

Fig 14 Grupo 4 - controlo - dentes sem irrigação final. A superfície da dentina ao longo de todo o comprimento do canal estava coberta por uma densa camada de esfregaço (-1000).[28]

> **Efeito na tensão da superfície do dente**

A irrigação com NaOCl a 3% e EDTA a 17%, individualmente ou em combinação, não alterou significativamente a tensão da superfície dentária.

> **EDTA com ultra-sons**

Uma aplicação de 1 min de EDTA a 17% combinada com ultra-sons é eficaz para a remoção da smear layer e dos detritos na região apical do canal radicular.[48]

O EDTA mantém a sua capacidade de complexação do cálcio quando misturado com NaOCl, mas o EDTA faz com que o NaOCl perca a sua capacidade de dissolução de tecidos. Por conseguinte, o EDTA e o NaOCl devem ser utilizados separadamente e nunca devem ser misturados. Após a irrigação dos canais com EDTA, devem ser utilizados 2 ml de NaOCl para neutralizar os efeitos ácidos do EDTA e para permitir que o NaOCl penetre nos túbulos dentinários, que são abertos após a utilização do EDTA.[35]

Irrigantes ácidos orgânicos e inorgânicos

Grossman referiu em 1943 que os ácidos inorgânicos utilizados nos canais radiculares deviam:

1. Eliminar obstruções, tais como cálculos pulpares, dentina terciária e instrumentos partidos.

2. Desorganizar ou dissolver o tecido pulpar no sistema de canais.

3. Ultrapassar uma constrição do canal.

4. Alargar ou ampliar o canal radicular de modo a obter acesso aos tecidos periapicais através do forame apical e facilitar a obturação do canal.

Foram referidos os seguintes inconvenientes da utilização de um ácido:

1. Possibilidade de irritação do tecido periapical por difusão de ácido através do forame apical.

2. Enfraquecimento do dente

ALTERAÇÕES DOS EDTA

a) REDTA

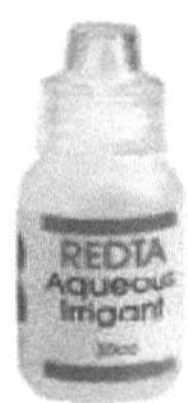

Fig. 15

McComb e **Smith** (1975) descobriram que o EDTA (na sua forma comercial, REDTA, Roth International, Chicago, EUA), quando colocado no canal radicular durante 24 horas, produzia as paredes dentinárias mais limpas. Goldman e colegas demonstraram que a smear layer não é removida apenas pela irrigação com hipoclorito de sódio, mas é removida com o uso combinado do REDTA. Este estudo ajuda a responder à questão da composição da smear layer, uma vez que os agentes quelantes removem apenas tecido calcificado, enquanto o hipoclorito de sódio remove material orgânico.

O REDTA consiste em 17% de EDTA juntamente com 0,84 g de brometo de cetil-trimetil amónio (cetrimida), que reduz a tensão superficial. Também estão presentes na preparação 9,25 ml de NaOH 5 M e 100 ml de água destilada.[21]

b) EDTAC e DTPAC

Fehr e **Nygaard-Ostby** introduziram o EDTAC, um brometo de amónio quaternário utilizado para reduzir a tensão superficial e aumentar a penetração. O EDTAC aumenta a permeabilidade nos túbulos dentinários, canais acessórios e forames apicais. O EDTAC e o DTPAC são soluções de EDTA (15%) e ácido dietil-triamina-penta-acético (DTPA) a pH 8. Quando se adiciona 0,75 g de brometo de cetiltrimetil amónio detergente a 100 ml destas soluções, respetivamente, formam-se duas novas soluções denominadas EDTAC e DTPAC (Sigma Chemical Company, St. Louis, MO, EUA).

c) EDTA-T

O EDTA-T é fabricado por Formula e Acao Farmacia, Saõ Paulo, Brasil. Consiste em 17% de EDTA mais lauril éter sulfato de sódio (Tergentol) como detergente, que reduz a tensão superficial. (**Scelza et al** 2000)

d) EGTA

O EGTA é fabricado pela Sigma, St. Louis, MO, EUA. Trata-se de um quelante cujo principal componente é o ácido etilenoglicol bis (b-amino éter etílico) -N,N,N',N'- tetraacético. Foi referido que se liga ao cálcio mais especificamente do que o EDTA. (**Calt & Serper** 2000)

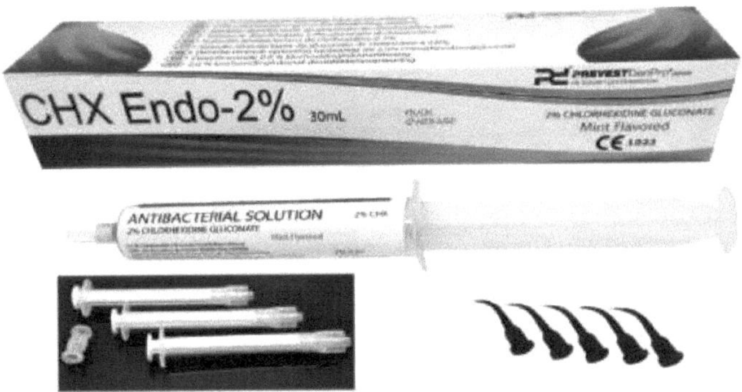

Fig. 16

A clorexidina (CHX) é uma bis-guanida catiónica sintética que consiste em dois anéis simétricos de 4-corofenilo e dois grupos bisguanida, ligados por uma cadeia central de hexametileno. Possui uma vasta gama de atividade antimicrobiana e a sua estrutura catiónica proporciona uma propriedade única denominada substantividade.

A CHX é uma molécula hidrofóbica e lipofílica de carga positiva que interage com os fosfolípidos e os lipopolissacáridos da membrana celular das bactérias, entrando depois na célula através de algum tipo de mecanismo de transporte ativo ou passivo. A sua eficácia deve-se à interação entre a carga positiva da molécula e os grupos fosfato de carga negativa nas paredes celulares microbianas, alterando assim o equilíbrio osmótico da célula. Este facto aumenta a permeabilidade da parede celular, o que permite que a molécula de CHX penetre na bactéria. A danificação desta membrana delicada é seguida de uma fuga de constituintes intracelulares, nomeadamente de entidades fosfatadas como a adenosina trifosfato e os ácidos nucleicos. Como consequência, o citoplasma fica congelado, com a consequente redução da fuga; assim, há um efeito bifásico na permeabilidade da membrana.[41]

ESTRUTURA E MECANISMO DE ACÇÃO

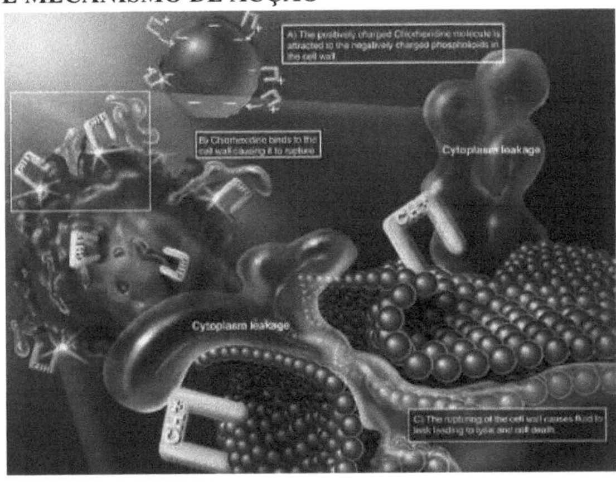

Fig. 17

- Estrutura: molécula de cloro-hexideno

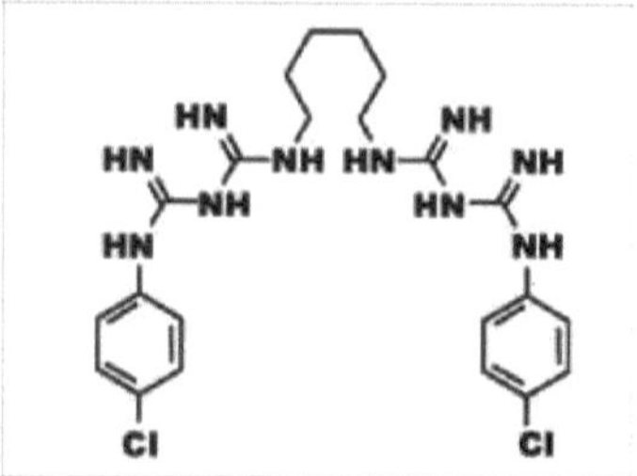

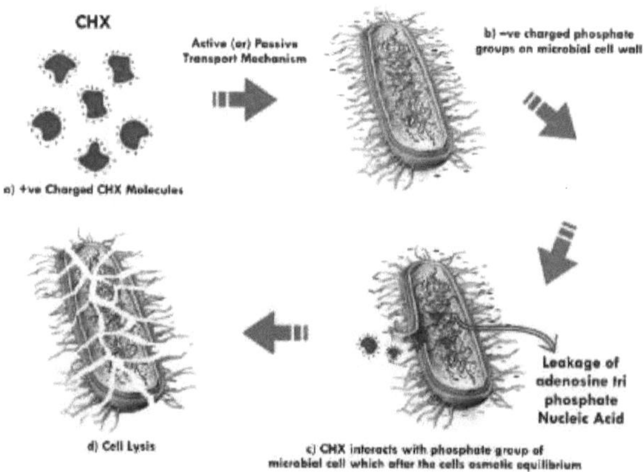

- Concentrações de utilização de Clorexideno: Incluem 0,12%, 0,2% e 2% (Hays, Janer & White)
- Um enxaguamento oral disponível no mercado contém normalmente 0,12% de gluconato de clorexideno, 11,6% de álcool, glicerina, agentes aromatizantes e sacarina.

A preparação oral mais comum, o gluconato de CHX, é solúvel em água e, a um pH fisiológico, dissocia-se rapidamente e liberta o componente de CHX com carga positiva. A baixa concentração

(0,2%), as substâncias de baixo peso molecular, nomeadamente o potássio e o fósforo, sairão da célula. Por outro lado, a uma concentração elevada (2%), a CHX é bactericida, uma vez que ocorre a precipitação do conteúdo do citoplasma, o que resulta na morte da célula.

Fig. 18

A CHX é um irrigante muito utilizado em endodontia devido à sua excelente atividade antimicrobiana. Ganhou popularidade porque, ao contrário do NaOCl, não tem mau cheiro, não é igualmente irritante para os tecidos periapicais e não provoca um branqueamento dramático das roupas dos pacientes. No entanto, não tem capacidade para dissolver os tecidos, pelo que não pode substituir o NaOCl.[41]

Atividade antibacteriana

a) **Delany et al. (1982)** avaliaram o CHX-gluconato a 0,2% em canais radiculares infectados.

Foram obtidas amostras bacteriológicas antes, durante, imediatamente após e 24 horas após a instrumentação, irrigação e medicação com CHX-gluconato ou com solução salina estéril. Verificou-se uma redução altamente significativa do número de microrganismos nas amostras tratadas com CHX após a instrumentação e a irrigação.

b) **Basson & Tait (2001)** compararam a eficácia ex vivo do hidróxido de cálcio [Ca(OH)$_2$], do iodeto de potássio e iodo (IKI) e de uma solução de CHX na desinfeção de sistemas de canais radiculares infectados com Actinomyces israelii. Os canais radiculares foram expostos a IKI, hidróxido de cálcio ou CHX a 2% durante períodos de 3, 7 e 60 dias. A CHX foi o único desinfetante capaz de eliminar o A. israelii de todas as amostras em todos os períodos de tempo, enquanto 25% das amostras tratadas com IKI e 50% das amostras tratadas com Ca(OH)$_2$ ainda tinham A. israelii viável após o tratamento .[21]

c) **Oncag et al. (2003)** avaliaram as propriedades antibacterianas do hipoclorito de sódio (NaOCl) a 5,25%, da CHX a 2% e da CHX a 0,2% mais cetrimida a 0,2% [Cetrexidina (GABA Vebas, San Giuliano Milanese, Itália)] após 5 min e 48 h em dentes humanos extraídos depois de os canais terem sido infectados por Enterococcus faecalis. A CHX a 2% e a Cetrexidina foram significativamente mais eficazes contra o E. faecalis do que o NaOCl a 5,25% em ambos os períodos de tempo .[41]

d) ***Efeito da CHX na dentina:*** Tem a capacidade de se ligar a moléculas aniónicas, como o fosfato presente na estrutura da hidroxiapatite. O fosfato existe em complexos de carbonato de cálcio na dentina. A CHX pode ligar-se ao fosfato, o que leva à libertação de pequenas quantidades de cálcio da dentina do canal radicular.

e) ***Efeito aditivo da CHX e do peróxido de hidrogénio***: Heling & Chandler (1998) estudaram o efeito antimicrobiano de combinações de irrigantes nos túbulos dentinários ex vivo contra E. faecalis e concluíram que uma combinação específica de peróxido de hidrogénio a 3% (H2O2) e CHX era superior na sua atividade antibacteriana na dentina em comparação com outros regimes, como a CHX isolada e o NaOCl. Embora o mecanismo sinérgico exato da CHX e do H2O2 não seja conhecido, pode postular-se que a exposição das bactérias à CHX leva a uma parede celular mais permeável, que o H2O2 pode penetrar facilmente e, assim, danificar os organelos intracelulares.

f) ***Interação de CHX e EDTA***: Quando a CHX e o EDTA interagem, forma-se um precipitado com mais de 90% de CHX e EDTA, com menos de 1% do potencial produto de decomposição, a p-cloroanilina. O precipitado é muito provavelmente um sal formado pela neutralização eletrostática da CHX catiónica pelo EDTA aniónico. O significado clínico deste precipitado é largamente desconhecido.

g) ***Atividade antifúngica:*** Os fungos podem estar envolvidos em casos de infecções persistentes e secundárias associadas a lesões perirradiculares recalcitrantes, pelo que o espetro de atividade antimicrobiana dos medicamentos e irrigantes endodônticos deve incluir estes organismos. Assim, os medicamentos que têm eficácia antifúngica podem ajudar no tratamento bem-sucedido de infecções endodônticas persistentes ou secundárias causadas por fungos (**Siqueira & Sen 2004, Waltimo et al. 2004**). A solução aquosa de CHX tem um amplo espetro de atividade antimicrobiana a baixas concentrações e é especialmente eficaz contra C. albicans. Além disso, liga-se aos tecidos circundantes e pode depois ser libertada lentamente durante longos períodos de tempo, um fenómeno conhecido como substantividade.[22]

h) ***Substantividade:*** **White et al** avaliaram a substantividade antimicrobiana de uma solução de CHX a 2% como irrigante endodôntico e referiram que a substantividade durou 72 horas.

Khademi et al verificaram que a aplicação de 5 minutos de solução de CHX a 2% induziu substantividade durante 4 semanas. Rosenthal et al avaliaram a substantividade da solução de CHX a 2% no sistema de canais radiculares após 10 minutos de aplicação e referiram que a CHX foi retida na dentina do canal radicular em quantidades antimicrobianas eficazes durante 12 semanas. A substantividade antimicrobiana depende do número de moléculas de CHX disponíveis para interagir com a dentina.

i) **CHX e biofilme:** **Clegg et al** avaliaram a eficácia ex vivo contra biofilmes de dentina apical de três concentrações de NaOCl (6%, 3% e 1%), CHX a 2% e mistura de ácido de tetraciclina e detergentes (MTAD). Relataram que o NaOCl a 6% e o NaOCl a 3% foram capazes de romper o biofilme, mas não eliminaram as bactérias, e a CHX a 2% não foi capaz de romper o biofilme.

j) **CHX e colagem de dentina (atividade anticolagenolítica):** A dentina humana contém, pelo menos, colagenase (MMP-8), gelatinases MMP-2 e MMP-9, e enamelisina MMP-20. As actividades colagenolítica e gelatinolítica da dentina podem ser suprimidas por inibidores da protease, indicando que a inibição da MMP pode ser benéfica para a preservação das camadas híbridas. Isto foi demonstrado num estudo *in vivo* em que a aplicação de CHX , conhecida por ter um efeito inibidor de MMP de largo espetro, melhorou significativamente a integridade da camada híbrida num ensaio clínico de 6 meses. Assim, no seu conjunto, pode melhorar significativamente a estabilidade da ligação resina-dentina.

CITOTOXICIDADE DA CHX: **Ribiero et al** avaliaram a genotoxicidade (potenciais danos no ADN) do formocresol, do paramonoclorofenol, do hidróxido de cálcio e da CHX em células de ovário de hamster chinês. Os resultados mostraram que nenhum dos agentes mencionados contribuiu para danos no ADN. Assim, nas concentrações clinicamente utilizadas, a biocompatibilidade da CHX é aceitável.[48]

REACÇÕES ALÉRGICAS AO CHX:

Embora a sensibilidade à CHX seja rara, a dermatite de contacto é uma reação adversa comum à CHX (**Krautheim et al. 2004**)[24] . A CHX pode ter uma série de efeitos secundários raros, como gengivite descamativa, descoloração dos dentes e da língua ou disgeusia (distorção do paladar). O contacto com a conjuntiva pode causar danos permanentes e o contacto acidental com o tímpano pode causar ototoxicidade (**Dukes** 1992). A sensibilidade de contacto à CHX foi descrita pela primeira vez por **Calnan** (1962). Sabe-se que a CHX provoca dermatite de contacto alérgica, incluindo dermatite de contacto congénita, geralmente após aplicação prolongada e repetida (Krautheim et al. 2004). Pode também provocar urticária de contacto, fotossensibilidade, erupção medicamentosa fixa e asma profissional. As pessoas particularmente expostas ao risco de alergia de contacto (para além do pessoal médico e dentário) são os doentes com úlceras nas pernas e eczema das pernas (**Krautheim et al. 2004**). Em geral, a sensibilidade de contacto à CHX parece ser rara, uma vez que alguns grandes estudos revelaram uma taxa de sensibilização de cerca de 2% (**Osmundsen** 1982, **Bechgaard et al.** 1985, **Nomura et al.** 1989). Foram comunicadas reacções anafilácticas imediatas ainda mais raras devido à CHX .[18,23]

Conclusão:

1. A CHX tem uma vasta gama de atividade contra bactérias Gram positivas e Gram negativas.

2. A CHX é um agente antifúngico eficaz, especialmente contra a C. albicans.

3. O efeito da CHX nos biofilmes microbianos é significativamente menor do que o do NaOCl.

4. A CHX tem substantividade antibacteriana na dentina durante 12 semanas.

5. A dentina, os componentes da dentina (HA e colagénio), mata os microrganismos e o exsudado inflamatório no sistema de canais radiculares e pode reduzir ou inibir a atividade antibacteriana da CHX.

6. A CHX tem pouca ou nenhuma capacidade de dissolver tecidos orgânicos.

7. A mistura de CHX com $Ca(OH)_2$ pode aumentar a sua atividade antimicrobiana.

8. A medicação e/ou irrigação com CHX pode atrasar a contaminação dos dentes obturados por bactérias que entram através da interface restauração coronal/dente.

9. A medicação e/ou irrigação com CHX não afectará negativamente a penetração do fluido através do forame apical preenchido pela raiz.

10. A combinação de NaOCl e CHX provoca alterações de cor e formação de precipitados, que podem interferir com a selagem da obturação radicular.

11. A CHX pode melhorar significativamente a integridade da camada híbrida e a estabilidade da ligação resina-dentina.

12. A biocompatibilidade da CHX é aceitável.

13. Em casos raros, a CHX pode provocar reacções alérgicas.[41]

PERÓXIDO DE HIDROGÉNIO

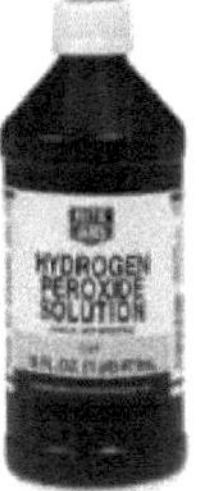

Fig. 19

Em 1943, **Grossman** introduziu *o peróxido de hidrogénio a 3%* como irrigante endodôntico, recomendando a sua utilização alternada com o hipoclorito de sódio para utilizar os efeitos desinfectantes e branqueadores de ambas as soluções.

Ohara, Torabinejad & Kettring avaliaram comparativamente 3% de $H O_{22}$ com outros irrigantes contemporâneos no que diz respeito à sua eficiência antimicrobiana e concluíram que é moderada para os agentes patogénicos anaeróbios.

A sua interação no canal produziu uma efervescência transitória mas energética devido à produção de oxigénio nascente. Isto era responsável por forçar os detritos e os microrganismos a saírem do canal. Esta ação foi especialmente útil para retirar os detritos do sistema de canais, quase desafiando a gravidade nos dentes mandibulares.[35]

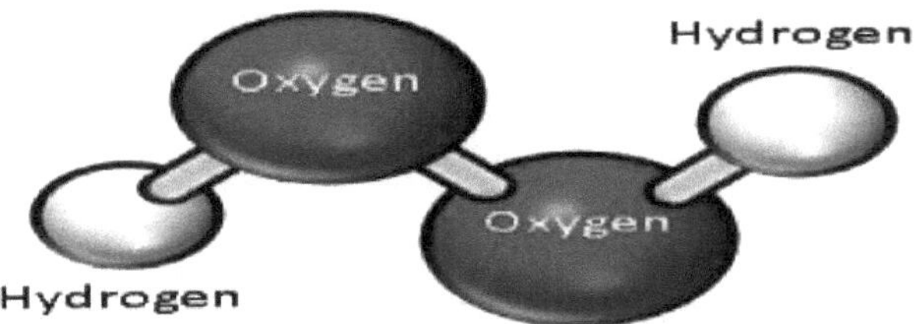

Fig. 20

O H2O2 não possui propriedades de dissolução de tecidos, nem é um lubrificante. Tem apenas uma ação antimicrobiana limitada.

Baumgartner e **Ibay** explicaram a base estequiométrica da interação entre o NaOCl e o H2O2, que se resume da seguinte forma

2NaOCl + H2O2   O2 + Cl2 + 2NaOH

2NaOH + Cl2   NaCl + NaOCl + H2O2

Não existe cloro disponível no final destas reacções, pelo que a atividade bactericida desta combinação é questionável, tendo sido demonstrado que a combinação inibe as propriedades antibacterianas individuais. Quando se irriga com H2O2, o último irrigante utilizado deve ser NaOCl para evitar que qualquer oxigénio nascente fique retido no canal.

Sequelas adversas:

Nahlieli & Neder (2011), em Israel, relataram um caso de Penumo-Mediastino Iatrogénico após irrigação com peróxido de hidrogénio. Esse paciente pode apresentar dor, dispneia, febre, leucocitose e inchaço.[35]

Antibióticos profilácticos - 10 dias

MECANISMO DE ACÇÃO:

Envolve a reação do ião superóxido para produzir radicais hidroxilo, que são os oxidantes mais fortes conhecidos. Estes radicais podem atacar os lípidos da membrana, o ADN e outros componentes essenciais.

A ação antimicrobiana resulta da oxidação de grupos sulfidrilos e de ligações duplas em proteínas, lípidos e membranas superficiais.

De acordo com **Ohala et al**. foram necessários 15 minutos para que o peróxido de hidrogénio matasse as bactérias a uma concentração de 0,3%. Mistura de 1,8% de clorhexidina e 3% de peróxido de hidrogénio durante 10 minutos

deu resultados semelhantes aos obtidos com a utilização de CHX a 0,2% durante 5 minutos, seguida de hidrogénio a 3% durante 5 minutos .[89]

UTILIZAÇÕES :

Sendo menos eficaz como solvente, o H2O2 é menos prejudicial para os tecidos periapicais. Portanto, quando os acidentes de procedimento causaram perfurações na raiz ou no assoalho ou quando as constrições apicais foram destruídas, o H2O2 é o irrigante preferido. Mas forçar o irrigante para além dos limites do canal, especialmente sob pressão, também demonstrou levar a lesões nos tecidos e sintomas agudos de dor e inchaço.[35]

PRECAUÇÕES:

J O contacto com os tecidos orais deve ser evitado, uma vez que se trata de um forte agente branqueador.

J Deve ser evitada a injeção sob pressão.

J Uma vez que o oxigénio nascente pode permanecer após o encerramento do acesso, o que pode aumentar a pressão e causar dor intensa, deve ser utilizado hipoclorito de sódio no final do procedimento para reagir com o H2O2 remanescente.

Tem sido utilizado como irrigante endodôntico há muitos anos, principalmente em concentrações que variam entre 3% e 5%. É ativo contra bactérias, vírus e leveduras. Os radicais livres de hidroxilo (OH) destroem proteínas e ADN. A capacidade de dissolução de tecidos do H2O2 é claramente inferior à do NaOCl. Quando utilizado em combinação com NaOCl, ocorrerá borbulhamento como resultado da libertação de oxigénio nascente através da reação química entre estes dois líquidos.[11] Utilize sempre o NaOCl em último lugar porque o peróxido de hidrogénio liberta oxigénio nascente em contacto com o tecido orgânico, o que pode aumentar a pressão e causar dor.53

Em conclusão, não existem provas científicas que indiquem que o H2O2 possa ser superior a outros irrigantes.[35]

<h1 style="text-align:center"><u>COMPOSTOS DE IODO</u></h1>

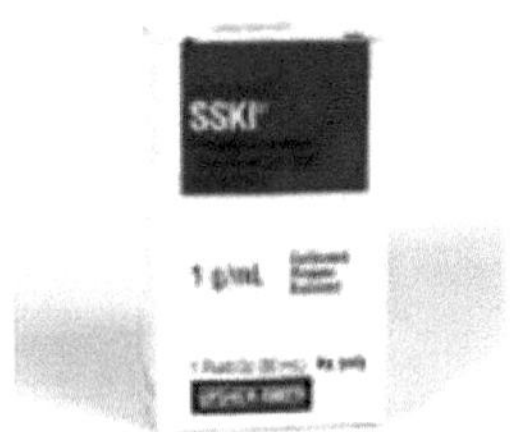

Fig. 21

Os compostos de iodo são dos desinfectantes mais antigos ainda utilizados. São mais conhecidos pela sua utilização na pele, superfícies e campos de operação. O iodo é menos reativo do que o cloro no hipoclorito. No entanto, mata rapidamente e tem atividade bactericida, fungicida, tuberculocida, virucida e até esporicida .[77]

O I2 é o componente antimicrobiano ativo. A fraca estabilidade do iodo em solução aquosa motivou o desenvolvimento de iodóforos ("transportadores de iodo"): iodo povidine e iodo poloxamer. Os iodóforos são complexos de iodo e um agente solubilizante que liberta gradualmente o iodo.

Mecanismo de ação: O iodo penetra rapidamente nos microrganismos e causa a morte celular ao atacar proteínas, nucleótidos e outras moléculas-chave da célula.

O iodeto de potássio tem sido utilizado com sucesso como desinfetante da superfície dentária.

A eficácia do NaOCl a 2,5% e do iodo a 10% na desinfeção do campo de operação foi comparada através da cultura de bactérias e da reação em cadeia da polimerase. O campo de operação foi tratado com 30% de H2O2 e com 10% de iodo ou 2,5% de NaOCl. Não foi detectada qualquer diferença significativa na recuperação de bactérias cultiváveis de vários locais em nenhum dos grupos. No entanto, o ADN bacteriano foi detectado mais frequentemente nas superfícies dentárias após o tratamento com iodo (45%) do que após o tratamento com NaOCl (13%).

(1) **Molander et al.** sugeriram que a irrigação com 5% de IPI (Iodeto de Iodo e Fósforo) antes da medicação com Ca(OH)2 não teve efeito no poder antimicrobiano geral. No entanto, é possível que o IKI (Iodeto de Iodo e Potássio) reduza a frequência de estirpes persistentes de E.feacalis.

(2) **Peciuliene et al.** estudaram o efeito da irrigação com iodo em 20 dentes com canais previamente preenchidos e periodontite apical. O resultado mostrou que, quando utilizado após a preparação quimio-mecânica normal, o IKI aumentou o número de canais negativos de cultura.

No canal radicular, os compostos de iodo entram em contacto com uma variedade de substâncias, como a dentina e vários protéicos. Estudos sobre a interação do IKI com o ambiente químico do canal radicular necrótico demonstraram que a dentina pode reduzir ou mesmo abolir o efeito de 0,2/0,4% de IKI contra E. feacalis.

No entanto, a apatite hidroxilada pura ou a albumina de soro bovino tiveram pouco ou nenhum efeito no efeito antimicrobiano do IPI.

(3) **Portiener et al.** demonstraram que a matriz dentinária e as células mortas pelo calor de E.feacalis e C.albicans inibem a atividade antimicrobiana do IKI. Estes estudos indicam que a inativação dos compostos de iodo é um fator que explica a dificuldade em obter canais radiculares estéreis.

<u>ÁCIDO TÂNICO</u>

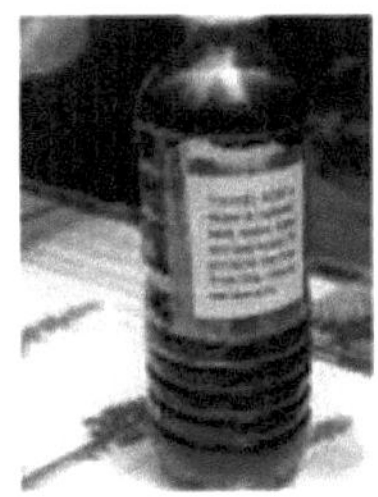

Fig. 22

Segundo **Bitter N C**, em 1989, foi utilizado um microscópio eletrónico de varrimento para avaliar as propriedades de limpeza de uma solução de ácido tânico a 25% na superfície dentinária da câmara pulpar de dentes preparados endodonticamente. Esta foi comparada com a smear layer amorfa do canal com a utilização de peróxido de hidrogénio e solução de hipoclorito de sódio como irrigante. A solução de ácido tânico removeu a smear layer mais eficazmente do que o agente de limpeza normal.[96]

O ácido tânico encontra-se nas bolas de nozes formadas por insectos nos ramos de certos carvalhos (Quercus infectoria e outras espécies de Quercus). É extraído e utilizado como medicamento. Historicamente, o ácido tânico era utilizado juntamente com o carvão ativado e o óxido de magnésio no "antídoto universal", antigamente utilizado em caso de envenenamento. Acreditava-se que a combinação destes três ingredientes funcionava melhor na absorção de venenos do que qualquer um dos ingredientes isoladamente. Infelizmente, o carvão ativado absorveu o ácido tânico, inactivando-o mais ou menos. Este facto tornou a combinação menos eficaz.

J A aplicação direta de ácido tânico nas zonas afectadas ajuda a tratar o herpes labial e as bolhas de febre, as assaduras e o calor das picadas, a hera venenosa, as unhas encravadas, a dor de garganta, as amígdalas doridas, as gengivas esponjosas ou recuadas, as erupções cutâneas e a estancar as hemorragias.

-O ácido tânico também é tomado por via oral e aplicado diretamente para hemorragias, diarreia crónica, disenteria, urina com sangue, articulações dolorosas, tosse persistente, cancro e como irrigante de canais radiculares.[9]

<u>ÁCIDO CÍTRICO</u>

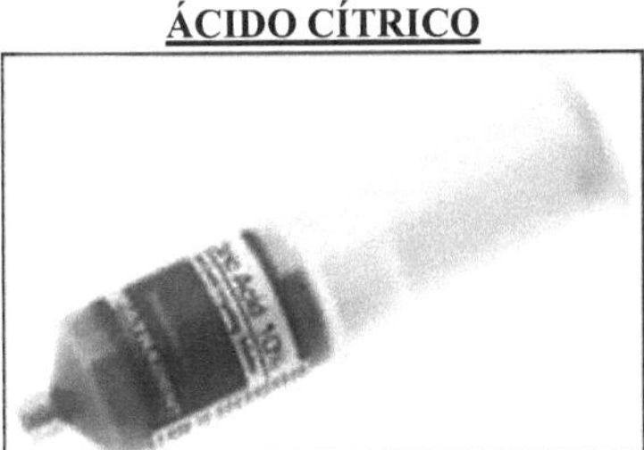

Fig. 23

O ácido cítrico também pode ser utilizado para a irrigação do canal radicular e a remoção da camada de esfregaço. É utilizado em várias concentrações, de 1% a 50%, sendo a solução a 10% a mais utilizada.

De acordo com **Machado-Silveiro LF et al.** foi demonstrado que o ácido cítrico a 10% remove toda a camada de smear layer mais eficientemente das cavidades apicais das extremidades radiculares do que os ultra-sons.

De acordo com **Machado-Silveiro LF et al.** o ácido cítrico a 10% foi mais eficaz do que o ácido cítrico a 1%, que foi mais eficaz do que o EDTA na desmineralização da dentina.[48]

• Uma solução de ácido cítrico a 50% possui uma eficácia antimicrobiana equivalente a 5,25% de NaOCl contra várias bactérias anaeróbias.

• Utilizar 10ml para uma duração de 5min-15 min.

• Uma combinação de ácido cítrico e NaOCl foi também demonstrada pelas suas propriedades antimicrobianas.

• Como o ácido cítrico é muito ácido (pH 1,28), a reação inicial ocorre rapidamente, produzindo uma grande quantidade de ácido hipocloroso que se decompõe para formar cloro gasoso.

• Removeu a smear layer dos terços médio e apical do canal.

• Igualmente eficaz na remoção da camada de esfregaço quando comparado com o EDTA a 17%.[35]

ÁCIDO MALEICO

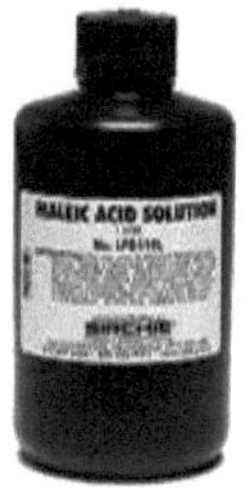

Fig 24

O ácido maleico é um ácido orgânico suave utilizado como condicionador ácido na odontologia adesiva.

Ballal et al. referiram que a irrigação final com ácido maleico a 7% durante 1 min. foi mais eficaz do que o EDTA a 17% na remoção da smear layer do terço apical do sistema de canais radiculares.[48]

ÁGUA QUENTE

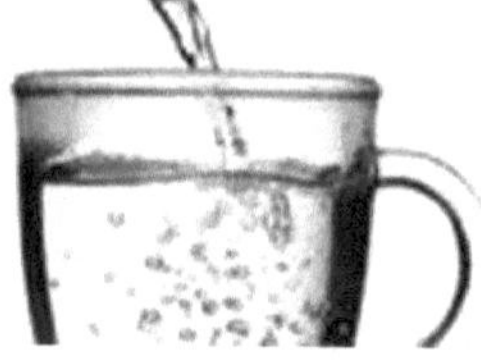

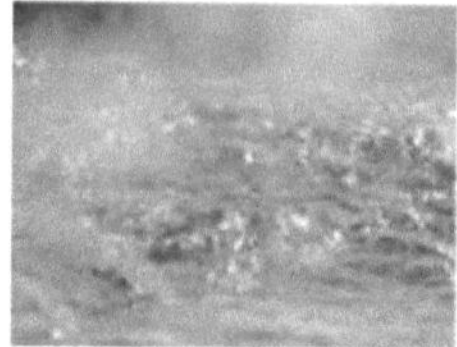

Fig 25

Um jato de água quente com uma temperatura entre 140 - 148 oF foi utilizado no início dos anos 40 como irrigante de canais radiculares.

Devido à sua fraca propriedade antimicrobiana, não é utilizado atualmente.

ANESTESIA LOCAL

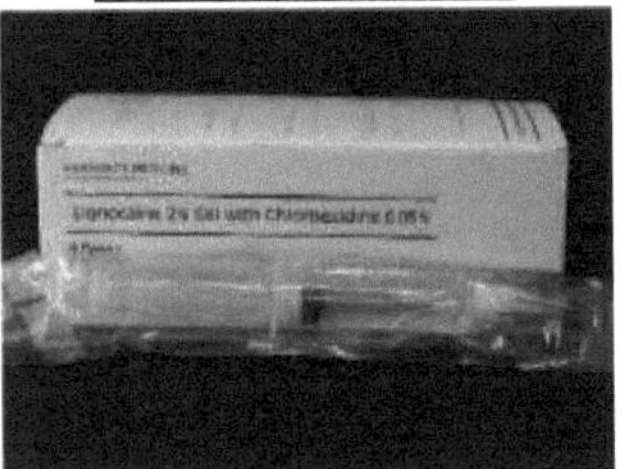

Fig. 26

A desinfeção completa do sistema de canais radiculares é essencial para o sucesso da terapia de canais radiculares. O Enteroccoccus Faecalis é a espécie mais frequentemente encontrada na infeção intracanal persistente/secundária associada ao insucesso do tratamento endodôntico.

Um estudo foi realizado por **Raj et al.** em 2011 para avaliar a desinfeção dos túbulos dentinários utilizando clorpromazina a 10%, gel de lignocaína a 4%, cloridrato de amilorida a 5% em comparação com gel de clorexidina a 2%. A percentagem global de inibição do crescimento bacteriano foi de 76,4% em comparação com o gel de clorexidina a 2% .[48]

ACETATO DE BIS DEQUALÍNIO (BDA)

O acetato de bis-dequalínio (BDA), um composto de dequalínio e um derivado de oxina, demonstrou remover a camada de smear layer em todo o canal, mesmo no terço apical (**Kaufman et al.** 1978). O BDA é bem tolerado pelos tecidos periodontais e tem uma baixa tensão superficial que permite uma boa penetração. É considerado menos tóxico que o NaOCl e pode ser usado como curativo para o canal radicular.[70]

Propriedades

* Baixa toxicidade
* Ação de lubrificação
* Capacidade de desinfeção
* Baixa tensão superficial
* Propriedades quelantes
* Baixa incidência de dor pós-tratamento

O acetato de bis-dequalínio é recomendado como um excelente substituto do hipoclorito de sódio nos doentes que são alérgicos a este último.[70] (**Kaufman** 1981).

TETRACLEANO

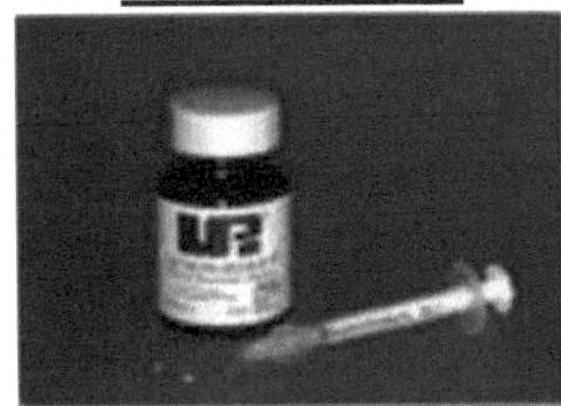

Fig. 27

O Tetraclean (Ogna Laboratori Farmaceutici, Muggio' (Mi), Itália), tal como o MTAD, é uma mistura de um antibiótico - hiclato de doxiciclina -, um ácido e um detergente. No entanto, a

45

concentração do antibiótico doxiciclina (50 mg/mL) e o tipo de detergente (polipropilenoglicol) diferem dos do MTAD.[57]

É capaz de eliminar os microrganismos e a smear layer nos túbulos dentinários dos canais radiculares infectados com um enxaguamento final de 5 minutos. A comparação da eficácia antimicrobiana do NaOCl a 5,25%, do MTAD e do Tetraclean® contra o biofilme de E faecalis demonstrou que apenas o NaOCl a 5,25% conseguiu desagregar e remover consistentemente o biofilme em todos os intervalos de tempo. No entanto, o tratamento com Tetraclean® causou um elevado grau de desagregação do biofilme em todos os intervalos de tempo considerados (5, 30 e 60 min a 20°C) em comparação com o MTAD .[53]

O Tetraclean (Ogna Laboratori Farmaceutici, Muggio' (Mi), Itália), tal como o MTAD, é uma mistura de um antibiótico, um ácido e um detergente. No entanto, a concentração do antibiótico, doxiciclina (50 mg/mL), e o tipo de detergente (polipropilenoglicol) diferem dos do MTAD.[57]

Giardino et al. compararam a tensão superficial do EDTA a 17%, da Cetrexidina, do Smear Clear, do NaOCl a 5,25%, do MTAD e do Tetraclean. O NaOCl e o EDTA apresentaram a tensão superficial mais elevada, enquanto a Cetrexedina e o Tetraclean apresentaram os valores mais baixos.

Num outro estudo, compararam a eficácia antimicrobiana do NaOCl a 5,25%, do MTAD e do Tetraclean contra um biofilme de E. faecalis gerado em filtros de membrana de nitrato de celulose. Apenas o NaOCl conseguiu desagregar e remover o biofilme em todos os intervalos de tempo testados, embora o tratamento com Tetraclean tenha causado um elevado grau de desagregação do biofilme em cada intervalo de tempo quando comparado com o MTAD.

DIAMINA DE PRATA

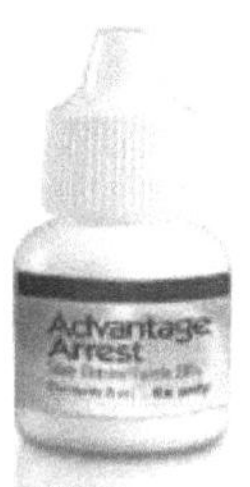

Fig. 28

Foi desenvolvida uma solução de fluoreto de diamina de prata (Ag [NH]$_3$ F) a 3,8% p/v para irrigação intracanal. Esta solução representa uma diluição de 1:10 da solução original de 38% de Ag(NH3)2F utilizada para a infeção do canal radicular. O estudo sobre o efeito antibacteriano do Ag(NH3)2F a 3,8% contra um modelo de biofilme de E faecalis concluiu que o Ag(NH3)2F tem potencial para ser utilizado como irrigante antimicrobiano do canal radicular ou como medicamento inter-agulhas para reduzir as cargas bacterianas. O E faecalis foi completamente morto pelo Ag(NH3)2F após exposição a estes agentes durante 60 minutos. Verificou-se que os depósitos de prata ocluíam os orifícios tubulares após a remoção da camada de esfregaço .[48]

PERÓXIDO DE UREA

De acordo com **Haapasalo et al** (2010), o peróxido de ureia pode ser utilizado como irrigante dos canais radiculares, mas não tem atividade antibacteriana quando utilizado isoladamente e também não dissolve os tecidos. Por conseguinte, não existe uma boa razão para a sua utilização na irrigação do canal em casos de rotina. Para além disso, a água e as soluções salinas apresentam o risco de contaminação se forem utilizadas a partir de recipientes que tenham sido abertos mais do que uma vez .[47]

GLIOXIDO

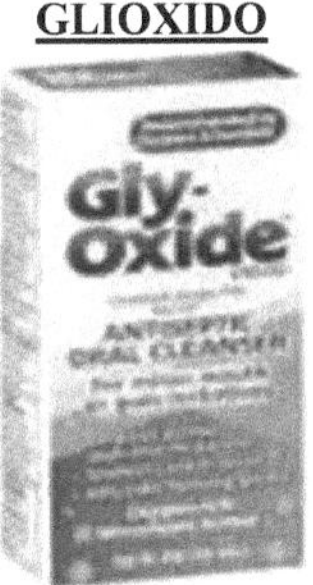

Fig. 29

De acordo com **Hegde**, o Glyoxide pode ser utilizado como irrigante oxidante, particularmente em canais estreitos e curvos. Contém peróxido de carbamida numa base de glicerol anidro. Tem menos propriedades antimicrobianas e não é eficaz na remoção de tecido necrótico .[48]

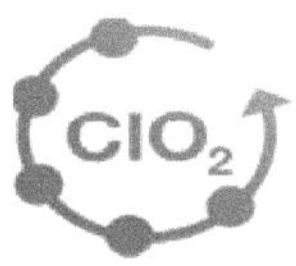

DIÓXIDO DE CLORO

O dióxido de cloro (ClO_2) é quimicamente semelhante ao cloro ou hipoclorito, a conhecida lixívia doméstica. Um estudo in vitro comparou a capacidade de dissolução de tecidos orgânicos do NaOCl e do ClO_2. Concluiu-se que o ClO_2 e o NaOCl são igualmente eficazes na dissolução de tecidos orgânicos. O ClO_2 produz pouco ou nenhum trihalometano.[48]

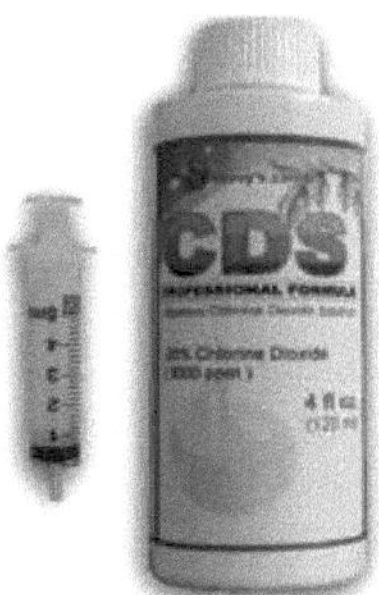

Fig. 30

Um estudo demonstrou que o trihalometano é um carcinogéneo para os animais e um suspeito carcinogéneo para os seres humanos. O ClO_2 pode, por conseguinte, ser um melhor irrigante dentário do que o NaOCl.

O dióxido de cloro é utilizado para eliminar os contaminantes da água potável. As suas propriedades desinfectantes foram reconhecidas desde o início do século XX, e foi registado na EPA sob a forma líquida para utilização como desinfetante e higienizador em 1967. As utilizações actuais incluem o processamento de alimentos, o tratamento de água, os cuidados veterinários, a desinfeção de superfícies e o tratamento de linhas de água dentárias. As suas poderosas propriedades oxidantes permitem-lhe matar as bactérias ao interromper o transporte de nutrientes através da parede celular. Esta forte atividade antibacteriana torna-o um irrigante endodôntico potencialmente útil.[48]

O dióxido de cloro pode erradicar a E. faecalis em 30 minutos. Em concentrações mais elevadas, estas soluções podem ser capazes de eliminar completamente a E. faecalis dos túbulos infectados.

9-AMINOACRIDINA

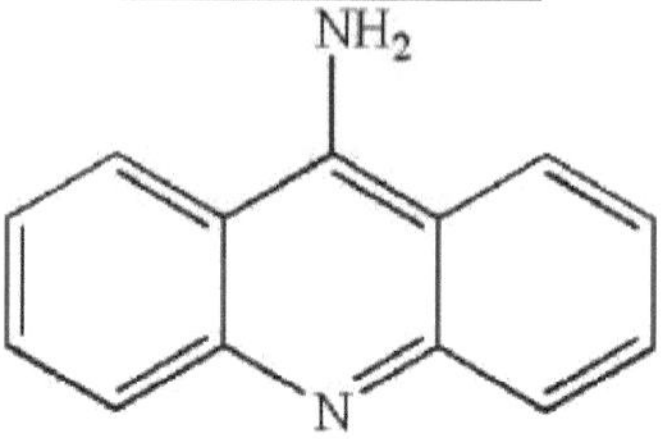

NH$_2$

9-aminoacridina

Fig. 31

Existem provas que apoiam a utilização da 9-aminoacridina como um irrigante cirúrgico seguro e eficaz em medicina dentária.[57] A literatura disponível confirma que a 9-aminoacridina é um agente antimicrobiano potente, eficaz contra uma vasta gama de microrganismos normalmente encontrados em feridas sépticas e que causa uma irritação mínima dos tecidos. Recomenda-se a utilização da 9-aminoacridina na irrigação de rotina dos canais radiculares e como antissético no tratamento de abcessos maxilofaciais.

Foi efectuado um estudo por **K R Jarecko** para comparar a 9-aminoacridina com outros medicamentos endodônticos habitualmente utilizados. E concluiu que a 9-aminoacridina era o medicamento menos irritante.[97]

ÁCIDO MESO-2,3-DIMERCAPTOSUCCÍNICO (DMSA)

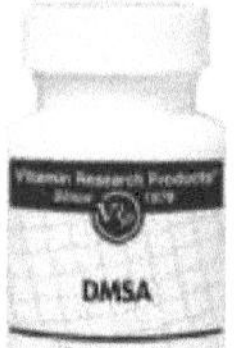

■ЙПЯддВЯ-

Fig. 32

Um novo agente quelante, o ácido meso-2,3 dimercaptosuccínico, que é utilizado no envenenamento agudo por chumbo, especialmente em crianças, tem sido utilizado como irrigante. Remove a smear layer e alarga os túbulos dentinários, tal como referido por **Hottel et al.**

O DMSA não tinha propriedades antimicrobianas na forma de solução. A atividade antimicrobiana no caldo foi observada a uma concentração muito inferior de 1% wt/vol de DMSA.

A perda de atividade antimicrobiana pode ser atribuída à neutralização do pH ácido do DMSA com NaOH.[98]

B. IRRIGANTES DE ORIGEM NATURAL

MORINDA CITRIFOLIA

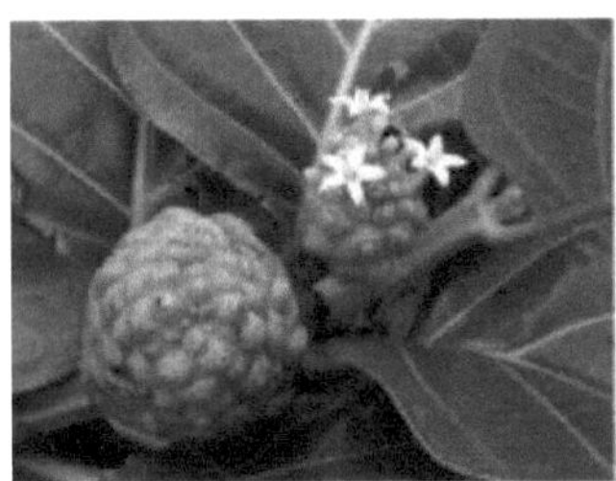

Fig. 33

Nativa do Sudeste Asiático ou da Austrália, cresce em florestas sombrias e também em rochas abertas. A sua propriedade antibacteriana é atribuída à presença de L-asperulosídeo e alizarina. Também possui uma série de pitoquímicos, incluindo lignanas, oligopolissacáridos, flavinóides e catequinas. É utilizada como irrigante dos canais radiculares.[92]

O sumo de Morinda citrifolia (MCJ) tem uma vasta gama de efeitos terapêuticos, incluindo efeitos antibacterianos, antivirais, antifúngicos, antitumorais, anti-helmínticos, analgésicos, hipotensivos, anti-inflamatórios e imunitários.

J **Murray et al.** no seu estudo demonstraram que, como irrigante intracanal para remover a smearlayer, a eficácia do MCJ a 6% era semelhante à do NaOCl a 6% em conjunto com o EDTA. A utilização do MCJ como irrigante pode ser vantajosa, uma vez que se trata de um antioxidante biocompatível e não é suscetível de provocar lesões graves nos doentes, como poderia acontecer com os acidentes com NaOCl.

J **Peter E et al.** (2008) realizaram um estudo para comparar a eficácia in vitro do sumo de Morinda citrifolia (MCJ) com o hipoclorito de sódio (NaOCl) e o gluconato de clorexidina (CHX) para remover a smear layer das paredes do canal de dentes instrumentados endodonticamente e concluíram que a eficácia do MCJ era semelhante à do NaOCl em conjunto com o EDTA como irrigante intracanal.

CHÁ VERDE

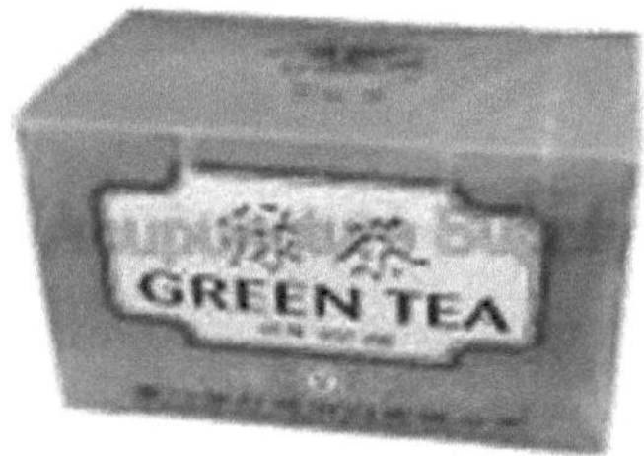

Fig. 34

Os polifenóis do chá verde, a bebida tradicional do Japão e da China, são preparados a partir dos rebentos jovens da planta do chá Camellia sinensis[49] . Os polifenóis do chá verde mostraram uma atividade antibacteriana estatisticamente significativa contra o biofilme de E faecalis formado no substrato dentário. São necessários 6 minutos para atingir 100% de morte de E faecalis.

A atividade antimicrobiana deve-se à inibição da enzima bacteriana girase através da ligação à subunidade B do ATP. É também considerado um bom agente quelante.[92]

TRIFALA

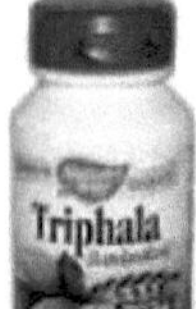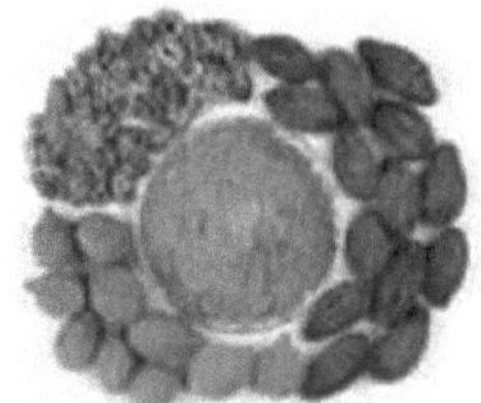

Fig. 35

O Triphala consiste em frutos secos e em pó de três plantas medicinais Bibhitaki (Terminalia bellerica), Halituki (Terminalia chebula) e Amulaki (Emblica officinalis). O Triphala conseguiu matar 100% do E faecalis aos 6 minutos. Isto pode ser atribuído à sua formulação, que contém três plantas medicinais diferentes em proporções iguais; em tais formulações, diferentes compostos podem ajudar a aumentar a potência dos compostos activos, produzindo um efeito aditivo ou sinérgico.

O Triphala contém frutos ricos em ácido cítrico, que podem ajudar na remoção da camada de esfregaço. São termogénicos, probióticos e possuem também propriedades antimicrobianas que inibem a formação de biofilme.

As principais vantagens da utilização de alternativas à base de plantas são a fácil disponibilidade, a relação custo-eficácia, o prazo de validade mais longo, a baixa toxicidade e a ausência de resistência microbiana .[92]

ÁGUA DE COCO (COCOS NUCIFERA)

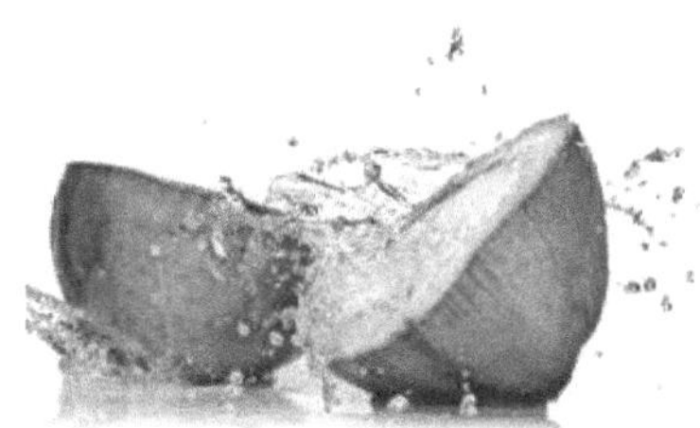

Fig. 36

A água de coco tenra, tecnicamente o endosperma líquido, é a bebida saudável mais nutritiva que a natureza forneceu aos povos dos trópicos para combater o calor abafado. Tem um valor calórico de 17,4 por 100gm.

"É untuosa, doce, aumenta o sémen, favorece a digestão e desobstrui as vias urinárias", diz a Ayurveda sobre a água de coco tenra. As propriedades medicinais da água de coco são as seguintes

1. É bom para alimentar os bebés que sofrem de perturbações intestinais.
2. Actua como meio de re-hidratação oral.
3. Contém compostos orgânicos com propriedades promotoras de crescimento.
4. Mantém o corpo fresco.
5. A sua aplicação no corpo previne o calor espinhoso e os furúnculos estivais e atenua as erupções cutâneas causadas pela varíola, catapora, sarampo, etc.
6. Mata os vermes intestinais.

7. A presença de soro fisiológico e albumina torna-a uma boa bebida em casos de cólera.

8. Controla as infecções urinárias.

9. É um excelente tónico para os velhos e os doentes.

10. Cura a subnutrição.

11. É diurético.

12. É eficaz no tratamento de cálculos renais e uretrais.

13. Pode ser injetado por via intravenosa em caso de emergência.

14. É considerado um substituto do plasma sanguíneo porque é estéril, não produz calor, não destrói os glóbulos vermelhos e é facilmente aceite pelo organismo.

15. Contribui para a rápida absorção dos medicamentos e facilita a sua concentração máxima no sangue devido ao seu efeito eletrolítico.

16. É anti-sético urinário e elimina os venenos em caso de intoxicação por minerais.

Os principais constituintes químicos da água de coco são os açúcares e os minerais e os menores são as substâncias gordas e azotadas.

De acordo com **Chandrabhatla S K et al.** em 2012, alguns dos produtos à base de plantas, como a água de coco, têm a capacidade de preservar a viabilidade das células do ligamento periodontal. Por conseguinte, pode ser utilizada como irrigante .[48]

PRÓPOLIS

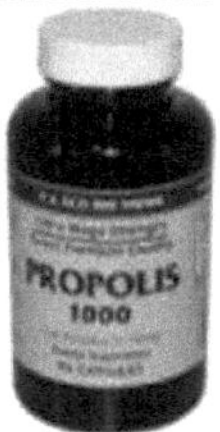

Fig. 37

A própolis, um antibiótico natural, é uma substância resinosa de cor castanha amarelada a castanha escura que as abelhas melíferas (Apis mellifera) recolhem de rebentos de árvores, fluxos de seiva, arbustos ou outras fontes botânicas para selar espaços abertos indesejados na colmeia, protegendo-a de contaminantes externos. As principais classes químicas presentes na própolis são os flavonóides, os fenólicos e outros compostos aromáticos diversos. Os flavonóides são compostos vegetais bem conhecidos que possuem propriedades antibacterianas, antifúngicas, antivirais, antioxidantes e anti-inflamatórias. A própolis tem sido utilizada na medicina dentária para vários fins e tem um papel promissor na medicina futura, bem como na medicina dentária.

Al-Kathami & Al-Madi (2003) compararam a eficácia anti-microbiana da própolis, hipoclorito de sódio e soro fisiológico como irrigante intracanal. Os resultados do estudo indicaram que a própolis tem a mesma eficácia como irrigante do canal radicular que o hipoclorito de sódio .[48]

APAPAINE

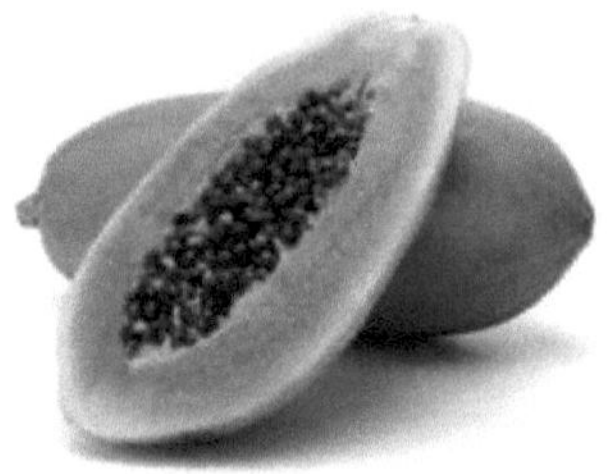

Fig. 38

Para a dissolução do tecido pulpar, **Harlan** (1900) utilizou com êxito a Carica papayna (papaína). Esta ação da papaína foi ainda apoiada por **Hession** (1977). **Lund** e **Roger** (1969) afirmaram que a papaína é uma enzima proteolítica, composta por 17 aminoácidos diferentes, com peso molecular de 20.900. Caracterizada por promover, em pequenas doses, a proteólise, tem sido utilizada na indústria alimentícia, em laboratórios bacteriológicos e bioquímicos, na indústria da borracha e na farmacopéia **Arnon** (1970), **Flindt** (1978) relataram que a papaína é uma enzima proteolítica que atua somente em tecidos necróticos. Quando associada a outros produtos farmacêuticos ou na forma de gel, a papaína tem-se mostrado eficaz no processo de cicatrização de lesões cutâneas (**Modolin e Bevilacqua, 1985; Velasco, 1993**)

A papaína e um líquido derivado do óleo de rícino apresentam excelentes propriedades biológicas, no entanto, não há relatos na literatura científica odontológica sobre seu uso em procedimentos endodônticos .[48]

ÓLEO DE RÍCINO

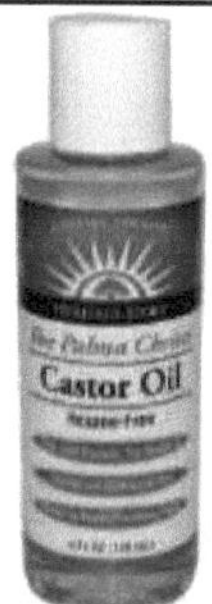

Fig. 39

Na Endodontia, vários fitoquímicos com atividade antimicrobiana podem ter uma utilização potencial como medicação intracanal, como é o caso da Ricinus communis, uma planta tropical. O ácido ricinoleico, também chamado de ácido do óleo de rícino, é um ácido gordo insaturado e o principal bioproduto obtido da Ricinus communis. Este ácido pode ser encontrado sob a forma de polímero ou de detergente, podendo esta última forma ser utilizada como solução irrigante para a desinfeção dos canais radiculares, segundo **Ferreira et al.** Endoquil, um detergente de Ricinus communis a 3.3% de Ricinus communis (Poliquil, Polímeros Químicos Ltda., Araraquara, SP, Brasil), tem apresentado bons resultados como irrigante endodôntico, demonstrando atividade antimicrobiana semelhante à solução de NaOCl a 0,5%, quando utilizado no tratamento de canais radiculares com necrose pulpar. O Endoquil foi eficaz contra microrganismos Gram-positivos, enquanto a solução de NaOCl a

0,5% foi eficaz apenas contra S. aureus.[93] Apresenta ainda elevado potencial reparador e osteogénico e ação anti-inflamatória.

EXTRACTO DE CAMOMILA

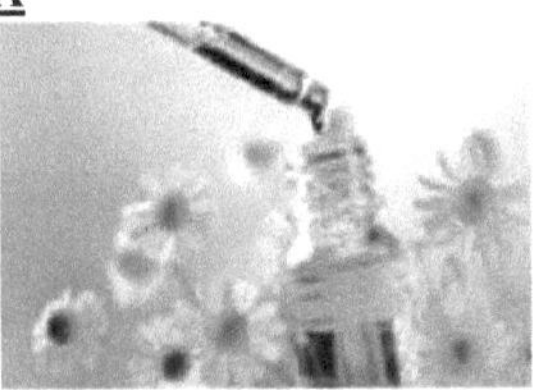

Fig. 40

Os agentes antimicrobianos devem suprimir ou destruir o crescimento microbiano, pelo que é necessária a suscetibilidade do microrganismo, a penetração do agente antimicrobiano no local infetado, uma concentração adequada do agente e uma baixa toxicidade para a célula hospedeira. Recentemente, tem-se registado um interesse crescente em agentes antimicrobianos derivados de plantas medicinais que têm sido utilizadas na medicina popular.[92]

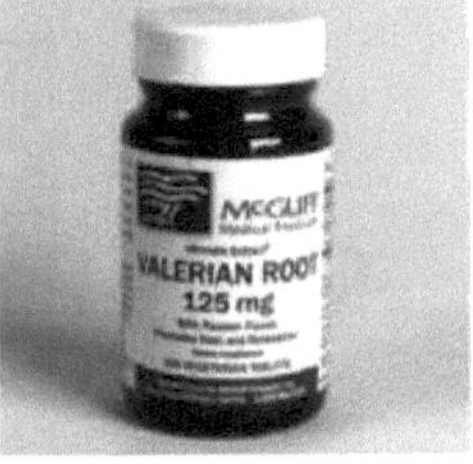

Fig. 41

A camomila alemã é uma das mais antigas ervas de jardim e a sua reputação como planta medicinal não dá sinais de diminuir. É especialmente adequada para crianças com dentição e para aquelas que estiveram num estado emocional elevado durante um longo período de tempo. A erva mata certas bactérias e pode ser usada como irrigante. Um estudo realizado por **Faraed D Salman** concluiu que o extrato de camomila alemã é uma solução irrigante antimicrobiana eficaz, especialmente para as bactérias anaeróbias, em comparação com a solução irrigante de clorexidina a 0,2%.[92]

<u>CHITOSANA</u>

Trata-se de um polissacárido de ocorrência natural.

A quitosana a 0,2% de concentração foi proposta por **Silva et al** como um agente quelante eficaz sem os efeitos negativos do EDTA em concentrações elevadas. Está facilmente disponível, é barata, biocompatível, biodegradável, tem a propriedade de bioadesão e tem atividade antimicrobiana.

<u>C. ORIGEM ENZIMÁTICA, ESTREPTODOMASE, ESTREPTOQUINASE</u>

Durante a década de 1940, as enzimas proteolíticas como a estreptoquinase, a estreptodomase, a papaína, a enzima, etc.

foram utilizadas como soluções de irrigação devido às suas propriedades de dissolução de tecidos .[54]

D. <u>COMBINAÇÃO DE IRRIGANTES</u>
Visualização Endograma

A utilização de produtos químicos para penetrar, circular e limpar todos os aspectos do sistema de canais radiculares tem sido fundamental para o sucesso do tratamento endodôntico. Os químicos mais importantes utilizados para limpar ativamente o sistema de canais radiculares, o NaOCl e os agentes quelantes, são radiolucentes. Por conseguinte, estes reagentes não ajudam o dentista a visualizar radiograficamente a anatomia do sistema de canais radiculares. As radiografias convencionais e a radiografia digital não têm resolução suficiente para revelar completamente as complexidades e a microanatomia dos sistemas de canais radiculares.

<u>NaOCl e EDTA</u>

Vários estudos demonstraram que a utilização de uma combinação de hipoclorito de sódio (2,5-5%) e EDTA (10-17%) é particularmente eficaz na remoção de resíduos orgânicos e inorgânicos.

O hipoclorito de sódio (NaOCl) é conhecido pelas suas propriedades antibacterianas e pela sua capacidade de dissolver componentes orgânicos.[87]

O EDTA é um agente quelante de Ca^{2+} e, por conseguinte, capaz de remover a smear layer. A camada de smear layer adere às paredes do canal e oclui os túbulos dentinários. O EDTA pode ser utilizado como um flush final para abrir os túbulos dentinários, permitindo assim a obturação de um número crescente de canais laterais.

No entanto, pesquisas recentes parecem demonstrar um efeito excessivamente agressivo nas paredes do canal que poderia causar demasiada erosão e degradação da dentina peri-tubular e inter-tubular e, subsequentemente, uma alteração das suas propriedades mecânicas. No entanto, ainda não é claro se a erosão da dentina primária e os orifícios de união dos túbulos dentinários têm um efeito negativo no sucesso a longo prazo da terapia endodôntica. Foi sugerido que esses efeitos poderiam criar mais dificuldades na adaptação dos materiais de obturação radicular aos tampões de esfregaço da parede do canal.[9]

A erosão das paredes dentinárias pode, portanto, ser resultado da irrigação prolongada com EDTA, bem como do facto de este permanecer ativo no interior do espaço endodôntico, mesmo depois de terminada a irrigação. Embora a quantidade de EDTA deixada no interior dos canais radiculares no final da irrigação seja mínima e as suas propriedades pareçam ser autolimitadas, não se pode excluir a possibilidade de ocorrerem alguns danos na dentina tubular. Para evitar que os efeitos quelantes do EDTA continuem a atuar contra a porção mineralizada da dentina radicular, é importante assegurar que a sua ação seja totalmente neutralizada antes de proceder à obturação.

Além disso, **Goldman et al.** demonstraram que, quando utilizado isoladamente, o EDTA remove a porção inorgânica e deixa uma camada orgânica intacta nos túbulos. Foi afirmado que a utilização alternada de hipoclorito de sódio e de um agente quelante durante a preparação do canal radicular remove também a porção orgânica da smear layer.[11]

Este enxaguamento final com hipoclorito de sódio pode atuar no sentido de esterilizar ainda mais o sistema de canais radiculares, uma vez que a sua penetração no interior dos túbulos dentinários é promovida pela remoção completa da smear layer.

Além disso, dadas as propriedades oxidantes do hipoclorito de sódio, para além de enxaguar a solução quelante, poderia também reduzir a sua atividade química. A inativação do EDTA parece ser conseguida através de uma reação de oxidação que limita a desmineralização progressiva e pode, portanto, evitar um enfraquecimento adicional da estrutura inorgânica do

54

dente.
NaOCl e H2O2

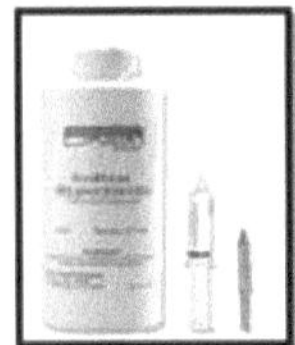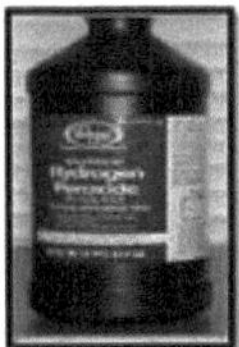

Fig 42

A combinação foi introduzida por **Grossman**.

Produz uma ação espumante que elimina os detritos do canal radicular.

Segundo **Marshall et al.** em 1980, aumenta a permeabilidade dentinária. Provoca a desativação das endotoxinas bacterianas.

NaOCl e CHX

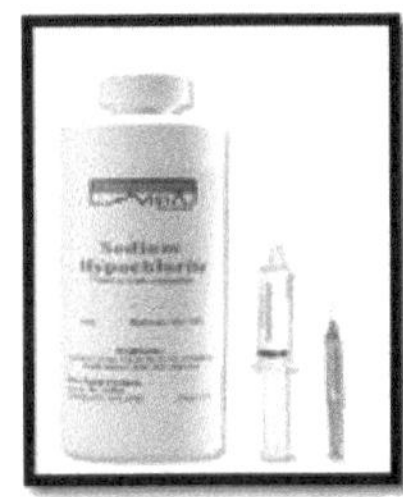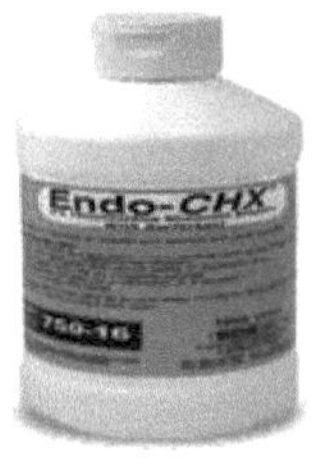

Fig 43

O irrigante mais comum utilizado no tratamento dos canais radiculares é o hipoclorito de sódio (NaOCl) numa concentração que varia entre 6% e 10,5%. O NaOCl é um solvente eficaz para os tecidos e um agente antimicrobiano. A sua capacidade germicida está relacionada com a formação de ácido hipocloroso quando em contacto com detritos orgânicos. Em concentrações elevadas, o NaOCl é tóxico e pode causar inflamação nos tecidos periapicais, enquanto que em concentrações baixas é ineficaz contra microrganismos específicos. O NaOCl não é um agente antimicrobiano substancial; tende a descolorir e corroer os instrumentos cirúrgicos; e tem um odor muito desagradável .[17]

O gluconato de clorexidina (CHX) é um agente antimicrobiano de largo espetro que pode ser defendido como um medicamento eficaz no tratamento endodôntico. Quando utilizado como irrigante do canal radicular e medicação intracanal, tem uma eficácia antibacteriana comparável à do NaOCl, sendo eficaz contra determinadas estirpes bacterianas resistentes ao NaOCl. A exposição prolongada da dentina radicular à CHX pode resultar numa atividade antimicrobiana residual da superfície da dentina. A CHX tem um baixo grau de toxicidade; no entanto, a incapacidade da CHX para dissolver a matéria orgânica é uma desvantagem percetível .[26]

> Foi preconizada uma combinação de NaOCl e CHX para melhorar a sua ação antimicrobiana

propriedades. No entanto, a CHX e o NaOCl não são solúveis um no outro; forma-se um

precipitado castanho-alaranjado quando se misturam, como mostra a figura 44.

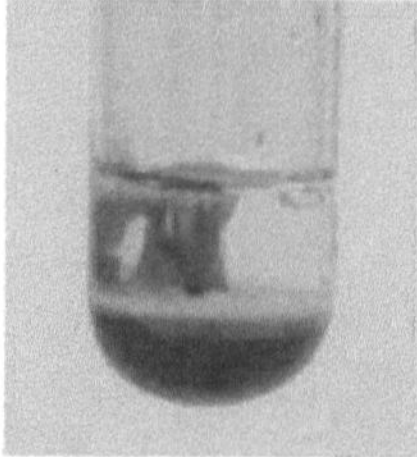

Fig. 44

As caraterísticas do precipitado e da fase líquida não foram examinadas em pormenor, mas o precipitado impede a utilização clínica da mistura. A espetrofotometria de absorção atómica indicou que o precipitado contém ferro, o que pode ser a razão para o desenvolvimento da cor laranja. A presença de paracloroanilina, que pode ter potencial mutagénico, foi também examinada no precipitado.

Tung B. Bui, J. Craig Baumgartner (2008) realizaram um estudo para avaliar o efeito da irrigação dos canais radiculares com uma combinação de NaOCl e CHX na dentina radicular e nos túbulos dentinários, utilizando o microscópio eletrónico de varrimento ambiental (MEV) e um programa informático (Photoshop CS2), tendo concluído que o precipitado de NaOCl/CHX tende a ocluir os túbulos dentinários. Até que este precipitado seja mais estudado, deve ter-se cuidado ao irrigar com NaOCl e CHX.[100]

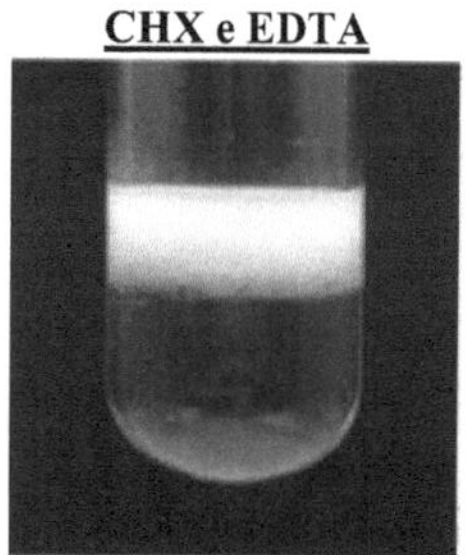

Fig. 45

A mistura de CHX e EDTA produz imediatamente um precipitado branco.

Embora as propriedades da mistura e do sobrenadante limpo não tenham sido estudadas em pormenor, parece que a capacidade do EDTA para remover a camada de esfregaço é reduzida.

Brian J. Rasimick et al. (2008) realizaram um estudo para determinar se o precipitado envolve a degradação química da clorexidina e concluíram que a clorexidina forma um sal com o EDTA em vez de sofrer uma reação química e que a razão molar entre a clorexidina e o EDTA no precipitado era de cerca de 1,6 para 1.

Recentemente, foram publicados alguns estudos em que a atividade antibacteriana de um produto de clorexidina com agentes tensioactivos (CHX-Plus) foi comparada com a CHX normal, ambos com concentrações de clorexidina a 2%. Os estudos demonstraram uma eliminação superior das bactérias planctónicas e do biofilme pelo produto combinado. Não existem estudos sobre se a adição de agentes tensioactivos aumenta o risco de fuga dos irrigantes para a área periapical em utilização clínica.[40]

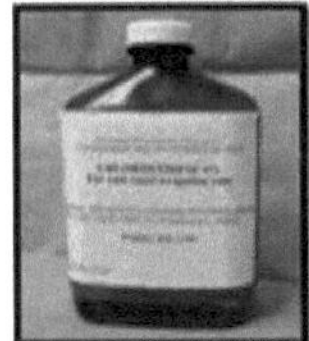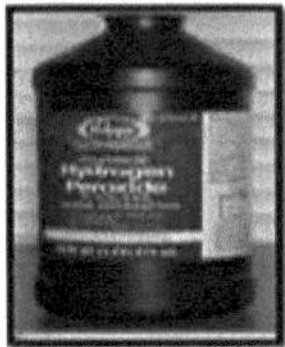

Fig 46

Esta combinação foi introduzida por **Helling et al.**

Estes dois, quando combinados, não se neutralizam um ao outro numa concentração específica (reação sinérgica).[41] O peróxido de hidrogénio provoca a remoção da camada de smear layer e também permite a penetração da CHX nos túbulos dentinários. Além disso, o peróxido de hidrogénio tem um maior efeito antibacteriano nas camadas mais profundas.

Q-MiX

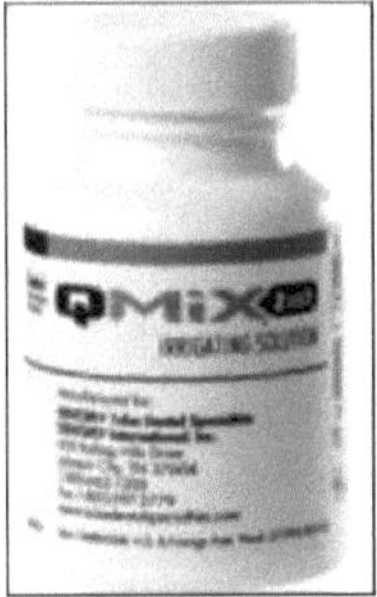

Fig. 47

Q-MiX contém EDTA, CHX e detergente e apresenta-se como uma solução límpida pronta a utilizar. A CHX e o EDTA não causam precipitação branca e a solução permanece límpida.

De acordo com **Grossman**, a baixa tensão superficial é uma das caraterísticas ideais do irrigante.

De acordo com **Stojicic et al.** em 2012, o Q-MiX removeu a camada de esfregaço tão bem como o EDTA.

De acordo com **Wang et al.** em 2012, 6% NaoCl e Q-Mix foram as soluções de desinfeção mais eficazes contra o biofilme jovem, enquanto que contra o biofilme com 3 semanas de idade, 6% NaoCl foi o mais eficaz seguido por Q-MiX e ambos foram eficazes do que 2% NaoCl e 2% CHX.[94]

A SOLUÇÃO DE RUDDLE

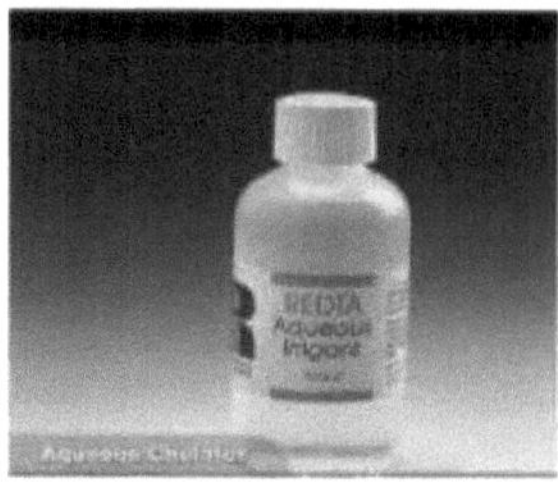

Fig 48

A solução Ruddle é um novo irrigante intracanal que foi formulado para proporcionar uma inovação no tratamento endodôntico clínico e no retratamento.[70] Este irrigante é um "cocktail" que contém:

* 5% NaOCl
* Hipaco
* 17% EDTA
* Hypaque é um corante injetável de alto contraste
* Utilizado em medicina para - Angiografia, arteriografia, urografia e nefrotomografia
* Hypaque é uma solução aquosa de 2 sais de iodo, diatrizoato de meglumina e iodo de sódio.
* Esta é uma solução de contraste radiopaca para visualizar radiograficamente o sistema de canais radiculares.
* A solução tem a mesma gravidade específica que o NaOCl, é solúvel em água, tem um pH de 6,7 a 7,7 e é estável à temperatura ambiente.
* Esta composição proporciona simultaneamente a ação solvente do NaOCl de força total, a visualização (porque a sua densidade de rádio é semelhante à da guta percha) e uma melhor penetração.
* O médico pode utilizar o endograma para visualizar a microanatomia, verificar a forma e monitorizar a espessura restante da parede da raiz durante o procedimento de preparação.

Clinicamente, a solução é introduzida no sistema de canais radiculares de um dente, uma vez efectuado o acesso suficiente à câmara pulpar. A porção de hipoclorito de sódio da composição dissolverá a polpa e eliminará as bactérias, juntamente com as endotoxinas que estão alojadas no sistema de canais radiculares. A ação solvente desta solução limpa progressivamente o conteúdo do sistema de canais radiculares, permitindo assim que a porção de iodo da composição flua para este espaço vazio.[70]

J Os endogramas são úteis na visualização de eventos patológicos, como cáries, determinadas fracturas, canais perdidos e restaurações com fugas. Para além disso, os endogramas podem ajudar o clínico a gerir a reabsorção interna, porque a solução mapeará a sua localização, tamanho e extensão.

J No retratamento endodôntico não cirúrgico, o endograma tem-se mostrado promissor para melhorar o diagnóstico, o planeamento do tratamento e a gestão de acidentes iatrogénicos. Este método de visualização ajuda os dentistas a determinar o melhor curso de ação e a decidir se devem salvar ou extrair um determinado dente.

<u>ÁCIDO CÍTRICO e EDTA-T</u>

A utilização de ácido cítrico a 10% como irrigação final demonstrou bons resultados na remoção da smear layer. Estudos in vitro demonstraram a sua citotoxicidade e o ácido cítrico a 10% provou ser mais biocompatível do que o EDTA-T a 17% e o EDTA a 17%.[57]

Scelza et al avaliaram a resposta inflamatória do EDTA a 17%, do EDTA-T a 17% e do ácido cítrico a 10% em defeitos ósseos criados em maxilares de ratos e concluíram que o ácido cítrico a 10% mostrou uma resposta inflamatória menos agressiva. A utilização de ácido cítrico a 25% foi considerada ineficaz na erradicação de biofilmes de E faecalis após 1, 5 e 10 minutos de exposição .[48]

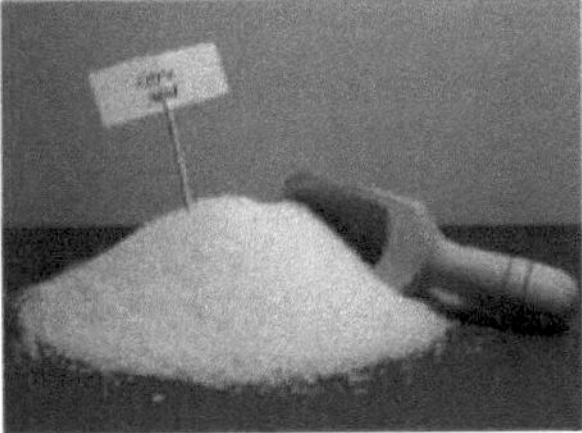

Fig. 49

■ Uma solução de ácido cítrico a 50% possui uma eficácia antimicrobiana equivalente a 5,25% de NaOCl contra várias bactérias anaeróbias.

■ Utilizar 10ml para uma duração de 5min-15 min.

■ Uma combinação de ácido cítrico e NaOCl foi também demonstrada pelas suas propriedades antimicrobianas.

■ Como o ácido cítrico é muito ácido (pH 1,28), a reação inicial ocorre rapidamente, produzindo uma grande quantidade de ácido hipocloroso que se decompõe para formar cloro gasoso.

■ Removeu a smear layer dos terços médio e apical do canal.

■ Igualmente eficaz na remoção da smear layer quando comparado com o EDTA a 17%.[30]

DECALQUE

O Decal é fabricado por Veikko Auer, Helsínquia, Finlândia, tem um pH de 3,4 e é composto por 5,3% de oxilacetato, 4,6% de oxilacetato de amónio e 0,06% de cetrimida, combinando assim os efeitos de um complexo quelante e de um componente de dissolução por ácido.[30]

TUBULICIDA PLUS

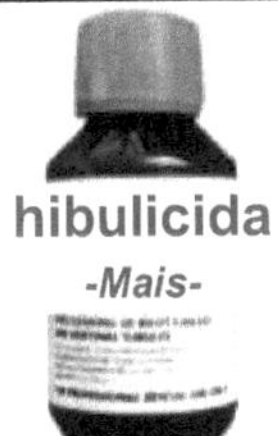

Fig. 50

Tubulicid Plus (Dental Therapeutics, Nacka, Suécia) contém 1,5 g de Amphoteric-2 (38%), 0,5 g de cloreto de benzalcónio, 3 g de EDTA dissódico di-hidratado, solução tampão de fosfato pH 7,3, 100 g de água destilada e 50% de ácido cítrico50.

Esta solução tem uma baixa tensão superficial que facilita a penetração nos túbulos dentinários.[2]

A medicina tem utilizado clinicamente o hypaque, um corante injetável de alto contraste para angiografia, arteriografia, urografia e nefrotomografia.

O Hypaque é uma solução aquosa de dois sais de iodo, o diatrizoato de meglumina e o iodo de sódio. A solução tem a mesma gravidade específica que o NaOCl e é solúvel em água. Tem um pH de 6,6 a 7,7 e é estável à temperatura ambiente.

Até agora, a medicina dentária não tinha utilizado soluções de contraste radiopacas para visualizar radiograficamente os sistemas de canais radiculares em condições clínicas.

Esta composição proporciona simultaneamente a ação solvente do NaOCl de força total, a visualização (porque a sua radiodensidade é semelhante à da guta-percha) e uma melhor penetração (porque o agente tensioativo reduz a tensão superficial). Clinicamente, a solução é injectada no sistema de canais radiculares depois de ter sido feito um acesso suficiente à câmara pulpar. A porção de hipoclorito de sódio da composição dissolverá o tecido pulpar e eliminará as bactérias, juntamente com as endotoxinas que se encontram alojadas no sistema de canais radiculares.[21]

J A ação solvente desta solução limpa progressivamente o conteúdo do sistema de canais radiculares, permitindo assim que a porção de iodo da composição flua para este espaço vazio.

-Este método de visualização ajuda os dentistas a determinar a melhor forma de atuação e a decidir se devem salvar ou extrair um determinado dente.

Tal como acontece com a maioria dos químicos importantes utilizados ativamente para limpar o sistema de canais radiculares, o NaOCl e os agentes quelantes são radiolucentes. Por conseguinte, não ajudam o dentista a visualizar radiograficamente a anatomia do sistema de canais radiculares. Assim, a solução Ruddle proporcionou um avanço na endodontia clínica[21].

LÂMINA DE CALCINASE

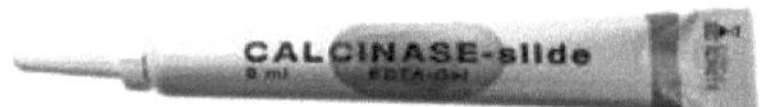

Fig. 51

Este quelante de tipo pasta, em forma de gel, contém 15% de EDTA e 58 a 64% de água. Tem um pH de 8 a 9, que se mantém estável em condições clínicas (Lege artis, Dettenhausen, Alemanha).

Não ocorre precipitação de EDTA quando é combinado com os irrigantes comuns. Além disso, o gel pode ser misturado com água e, por conseguinte, facilmente enxaguado do canal radicular. Devido à sua natureza tixotrófica, permanece como um gel à temperatura ambiente e desenvolve uma consistência cremosa quando agitado.

Desta forma, não só adere bem ao instrumento como também se dispersa bem no canal radicular.

Recomenda-se a utilização de NaOCl juntamente com este produto.[21]

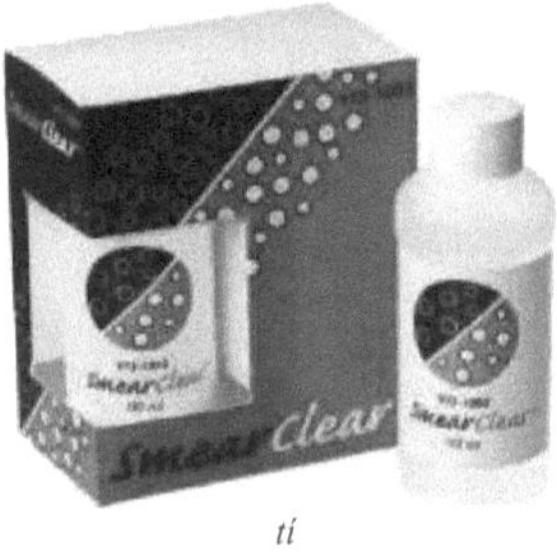

Fig. 52

O Smear Clear é uma mistura constituída principalmente por brometo de tetradeciltrimetilamónio, juntamente com pequenas quantidades de brometo de dodeciltrimetilamónio, brometo de hexadeciltrimetilamónio e outros tensioactivos patenteados.[30]

Lui et al avaliaram a eficácia in vitro do Smear Clear (Sybron Endo, Orange, CA, EUA), uma solução de EDTA a 17% com tensioactivos, e do EDTA a 17% com e sem a utilização de ultra-sons na remoção da smear layer.[99] A análise estatística mostrou que os grupos que continham Smear Clear e Smear Clear com ativação ultra-sónica não tiveram um desempenho significativamente melhor do que os grupos que continham EDTA a 17% e EDTA a 17% com ultra-sons. A adição de tensioactivos ao EDTA no Smear Clear não resultou numa melhor remoção da smear layer, embora a utilização de ultra-sons com EDTA a 17% tenha melhorado a remoção da smear layer .[34]

TRICLOSAN E GANTREZ

O triclosan é um agente antimicrobiano de largo espetro, ativo contra bactérias gram-positivas e gram-negativas, bem como contra alguns fungos e vírus.

Nudera et al. avaliaram as concentrações inibitórias mínimas (CIM) e as concentrações bactericidas mínimas (CBM) do triclosan e do triclosan com Gantrez contra P intermedia, F nucleatum, A naeslundii, P gingivalis e E faecalis. A MBC (concentração bactericida mínima) do triclosan variou entre 12-94 ìg/ml. A MBC do triclosan com Gantrez® variou de <0,3-10,4 ìg/ml.

A adição de Gantrez aumentou a atividade bactericida do triclosan. Tanto o triclosan como o triclosan com Gantrez demonstraram atividade bactericida contra os cinco agentes patogénicos endodônticos específicos .[48]

LARGAL ULTRA

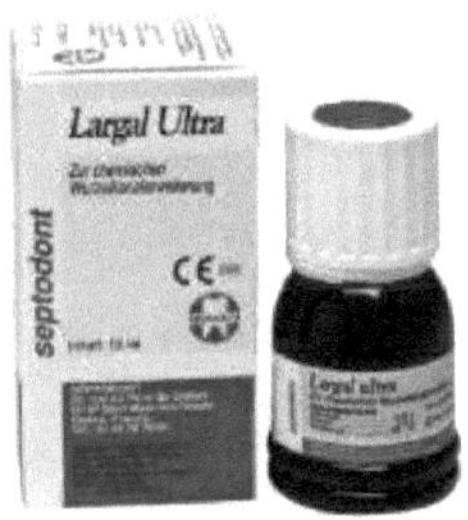

Fabricado pela Septodent, Paris, França, o Largal Ultra contém 15% de EDTA na forma dissódica

sal, 0,75% de cetrimida e NaOH com pH ajustado a 7,4.[21]

SALVIZOL

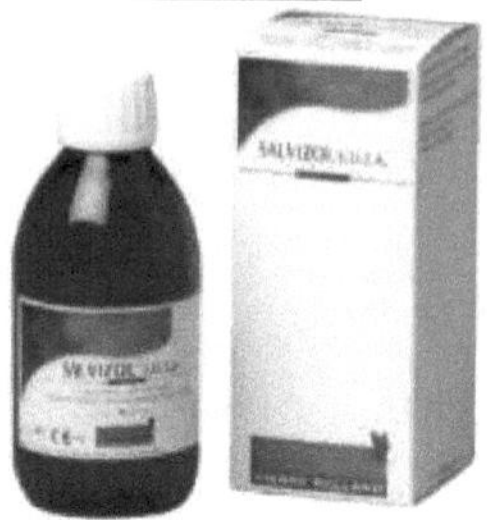

Este irrigante quelante para canais radiculares contém diacetato de N1-decametileno-bis-4-aminoquinaldénio com um pH de 6,6.

Kaufman et al. sugeriram que o Salvizol (Ravensberg, Konstanz, Alemanha), com um pH neutro, tem um amplo espetro de atividade bactericida e a capacidade de quelar o cálcio. Isto confere ao produto uma propriedade de limpeza ao mesmo tempo que é biologicamente compatível e consiste em 5% de aminoquinaldinumidiacetato em propilenoglicol.[70]

• Os autores relataram o sucesso de vários casos utilizando o acetato de bis-dequalínio (BDA) como agente desinfetante e quimioterapêutico. Referiram a sua baixa toxicidade, ação lubrificante, capacidade desinfetante e baixa tensão superficial, bem como as suas propriedades quelantes e a baixa incidência de dor pós-tratamento.

• Quando comercializado como Solvidont (Dentsply/DeTrey, Ballaigues, Suíça), a Universidade da Malásia registou uma diminuição notável da dor pós-operatória quando o BDA foi utilizado para irrigação dos canais radiculares. Os autores atribuíram estes resultados às propriedades de quelação do BDA na remoção da smear layer revestida com bactérias e contaminantes, bem como às propriedades tensioactivas que permitem ao BDA "penetrar em áreas inacessíveis aos instrumentos".

• O BDA é recomendado como um excelente substituto do hipoclorito de sódio nos doentes que são alérgicos a este último.

RC-PREP

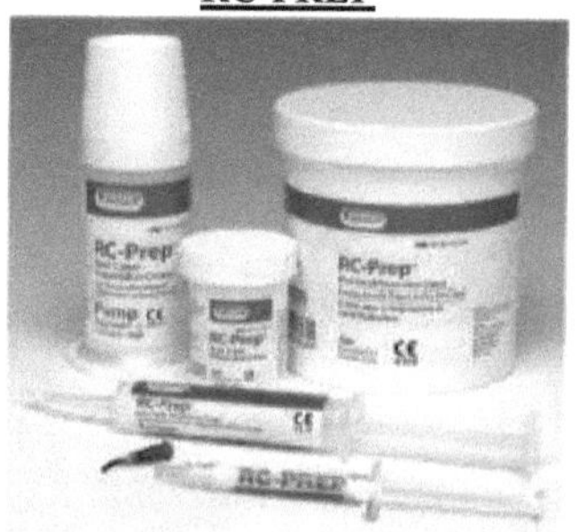

Fig. 55

Desenvolvido por **Stewart et al**, o RC-Prep (Premier Dental, Norristown, PA, EUA) é composto por 15% de EDTA e 10% de peróxido de ureia numa base de carbowax. Não é solúvel em água. O oxigénio é libertado pela reação do peróxido de ureia com o NaOCl, de modo que os restos de polpa e os coagulantes sanguíneos podem ser facilmente removidos do canal radicular. O glicol actua como lubrificante e inibe a oxidação do EDTA pelo peróxido de ureia. A sua popularidade, em combinação com o hipoclorito de sódio, é reforçada pela interação do peróxido de ureia no RC-Prep com o hipoclorito de sódio, produzindo uma ação borbulhante que se pensa soltar e ajudar a flutuar os detritos dentinários.

No entanto, **Zubriggen et al.** relataram que um resíduo de RC-Prep permanece no canal radicular, apesar da irrigação e limpeza subsequentes. Este facto levou à questão do efeito do resíduo de RC-Prep no selamento apical.

Cooke et al., em 1976, demonstraram que o RC-Prep aumentava a fuga dos canais radiculares obturados em mais de 2,6 vezes a fuga dos controlos.

PREPARAÇÃO DE FICHEIROS DE GLICOSE

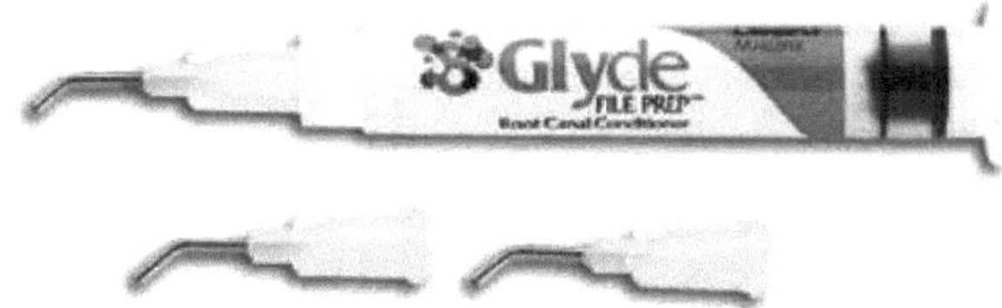

Fig. 56

O Glyde File-Prep (DeTrey Dentsply, Konstanz, Alemanha) é um condicionador de canais radiculares constituído por 15% de EDTA e 10% de peróxido de carbamida numa base solúvel em água. A sua viscosidade depende das condições de armazenamento. De acordo com o fabricante, foi concebido para ser utilizado em conjunto com a instrumentação do canal radicular, em complemento da irrigação com NaOCl. Para além do efeito de branqueamento interno potenciado pela oxidação do peróxido de carbamida, afirma-se que esta preparação semelhante a um gel facilita a moldagem e a limpeza dos canais radiculares, presumivelmente devido ao efeito adjuvante do EDTA na smear layer e à efervescência através da libertação de oxigénio do peróxido de carbamida.[21]

De acordo com **Ahn** e **Yu,** a irrigação com EDTA a 17% resultou numa melhor limpeza do canal radicular do que a utilização da lima Glyde durante a preparação rotativa com instrumentos Light speed NiTi.

Lim et al. verificaram que a utilização de Glyde File ou a irrigação com EDTA a 17% removia a smear layer mais eficazmente do que o NaOCl.

ARQUIVO-EZE

File-EZE (Ultradent, South Jordan, UT, EUA) é uma solução aquosa viscosa solúvel em água que contém 19% de EDTA e é utilizada para ajudar na instrumentação e desbridamento dos canais radiculares.

HEBP 1-hidroxietilideno-1,1-bifosfonato (HEBP)

Estudos recentes identificaram o 1-hidroxietilideno-1,1-bifosfonato (HEBP) como uma possível alternativa ao ácido cítrico ou ao EDTA, uma vez que demonstrou uma interação mínima a curto prazo com o hipoclorito de sódio e parece ter uma capacidade adequada de quelação do cálcio. É fabricado por Zschimmer & Schwarz, Burgstädt, Alemanha.

De acordo com **Girard et al.**, trata-se de um gel aquoso constituído por (p/v) 2% de alginato, 3% de aerosil, 10% de Tween 80 e 18% de HEBP.[101]

Biocompatibilidade dos agentes quelantes:

J **Nygaard-Ostby** investigou o efeito da solução de EDTA a 15% (pH 7,3) no tecido periapical humano, bem como no tecido pulpar, em condições clínicas, em casos com polpas vitais e necróticas. Não foram detectados danos no tecido periapical após um período de ação de até 14 meses, apesar de o EDTA ter sido intencionalmente forçado através da constrição apical utilizando um instrumento de canal radicular. O exame histológico revelou um osso alveolar normalmente regenerado e novas fibras funcionais do ligamento periodontal. Para além disso, estudos clínicos mostraram que a colocação de EDTA até 28 dias após a pulpotomia não produziu qualquer necrose do tecido pulpar.

J **Lindemann et al.** demonstraram que o EDTA não é capaz de destruir o colagénio.

-Em contrapartida, **Collet et al.** referiram que a solução de sódio (Na)-EDTA a 15% apresentava efeitos tóxicos in vitro. Foi detectada uma prevenção completa do crescimento celular após a utilização in vitro de EDTA-T. Verificou-se que as soluções a 15% de EDTA e EDTAC a pH 7,3 causavam uma irritação grave na linha celular L929.

J **Segura et al.** demonstraram que a extrusão de soluções de EDTA, mesmo de baixa concentração, através da constrição apical, não só resultava numa descalcificação irreversível do osso periapical, como também influenciava os mecanismos reguladores neuro-imunológicos.

O EDTA inibe a ligação dos péptidos intestinais vasoactivos aos macrófagos, mesmo a uma concentração baixa de 10%. Impede a adesão dos macrófagos às moléculas de substrato, o que depende do tempo e da concentração. As concentrações de EDTA mensuráveis nas áreas periapicais são capazes de reduzir a ligação em 50%.

Por um lado, as alterações da atividade dos macrófagos podem fazer com que a reação inflamatória se inicie mais facilmente; por outro lado, pode resultar numa redução da capacidade de fagocitose. Além disso, o EDTA melhora os extravasamentos plasmáticos e a ação dos mediadores.

J **Cehreli et al** mostraram que o RC-Prep e o File-EZE reduziram os potenciais de ação dos compostos nervosos em 61,8 e 62,4%, respetivamente, após um tempo de aplicação de 160 minutos. Comparando os efeitos citotóxicos de três irrigantes, o EDTA demonstrou ser mais citotóxico do que o potencial oxidativo da água ou do NaOCl. O Salvizol foi considerado menos citotóxico do que o EDTAC. Por conseguinte, a extrusão periapical de EDTA durante a preparação quimio-mecânica do canal radicular deve ser evitada.[101]

MTAD E TETRACLEAN

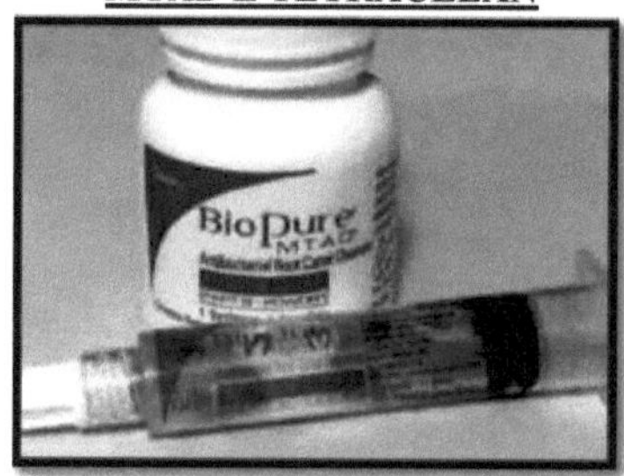

Fig. 57

Recentemente, foram desenvolvidos o MTAD e o tetraclean, dois novos irrigantes à base de uma mistura de antibióticos, ácido cítrico e um detergente.

O MTAD é a primeira solução de irrigação criada capaz de remover a smear layer e desinfetar o sistema de canais radiculares. É uma mistura de 3% de hiclato de doxiciclina, 4,25% de ácido cítrico e 0,5% de detergente polissorbato-80 (Tween 80). Comercialmente disponível como Biopure MTAD (DENTSPLY TULSA DEN TAL, TULSA, OK), é misturado como líquido e pó antes da utilização. O MTAD tem sido recomendado como enxaguamento final após a conclusão da preparação quimio-mecânica convencional.[35]

O Tetraclean (Ogna Laboratori Farmaceutici, Muggio, Itália) é outro produto combinado semelhante ao MTAD. Os dois irrigantes diferem na concentração de antibióticos (doxiciclina 150mg/5ml para o MTAD e 50mg/5ml para o Tetraclean) e no tipo de detergente (Tween 80 para o MTAD e polipropilenoglicol para o Tetraclean)[52]

MODO DE ACÇÃO

O seu efeito antibacteriano é principalmente atribuído à doxiciclina, um isómero da tetraciclina.

A tetraciclina, incluindo a tetraciclina HCL, a minociclina e a doxiciclina, é um antibiótico de largo espetro que é eficaz contra uma vasta gama de microrganismos. A tetraciclina é um antibiótico bacteriostático que exerce o seu efeito através da inibição da síntese proteica.

Segundo **Torabinejad et al.,** esta propriedade pode ser vantajosa porque, na ausência de lise das células bacterianas, os subprodutos antigénicos (ou seja, a endotoxina) não são libertados.[102] Em concentrações elevadas, a tetraciclina pode também ter um efeito bactericida. O papel do ácido cítrico na morte das bactérias não é bem conhecido. O Tween 80, o outro componente do MTAD, parece ter uma atividade antibacteriana limitada, mas pode aumentar o efeito antibacteriano de algumas substâncias ao afetar diretamente a membrana celular bacteriana. Pode também facilitar a penetração do MTAD na dentina. Pelo contrário, o Tween 80 também pode ser um nutriente para algumas bactérias e pode inativar as propriedades antibacterianas de alguns agentes desinfectantes, como a CHX e o iodo povidine. A doxiciclina, o ácido cítrico e o Tween 80 juntos podem ter um efeito sinérgico na rutura da parede celular bacteriana e na membrana citoplasmática.

TENSÃO SUPERFICIAL

De acordo com **Grossman** e **Meiman**, a propriedade de baixa tensão superficial é uma das caraterísticas ideais de um irrigante. A baixa tensão superficial ajuda a permitir que o irrigante penetre melhor nos túbulos dentinários e nas áreas inacessíveis do sistema de canais radiculares.

A proximidade do contacto do irrigante com as paredes dentinárias está diretamente relacionada com a sua tensão superficial. Para diminuir a tensão superficial, foi adicionado Tween 80 à solução de MTAD.[42,44]

EFICÁCIA ANTIBACTERIANA

Os estudos que mediram as zonas de inibição em placas de ágar mostraram consistentemente que o MTAD era um agente antibacteriano eficaz contra E. feacalis.

Tay et al. também encontraram zonas maiores de inibição bacteriana utilizando núcleos de dentina irrigados com MTAD em comparação com núcleos de dentina irrigados com NaOCl.[33] No entanto, quando aplicaram o MTAD à dentina que já tinha sido irrigada com NaOCl a 1,3%, obtiveram um resultado contraditório: o diâmetro das zonas de inibição foi significativamente mais pequeno do que o do MTAD isolado, mas comparável ao das zonas irrigadas apenas com NaOCl a 1,3%. Concluíram que o efeito do MTAD se perdeu devido à oxidação do MTAD pelo NaOCl.

Noutro estudo realizado em dentes humanos extraídos inoculados com E.faecalis, um protocolo de NaOCl a 1,3% seguido de 5 minutos de MTAD foi mais eficaz na desinfeção dos canais do que um protocolo de NaOCl a 5,25% seguido de 1 minuto de EDTA a 17% e depois 5 minutos de NaOCl a 5,25% como enxaguamento final.[66]

E. SOLUÇÕES DE IRRIGAÇÃO ACTIVADAS MAIS RECENTES
SOLUÇÕES ACTIVADAS ELECTROQUIMICAMENTE

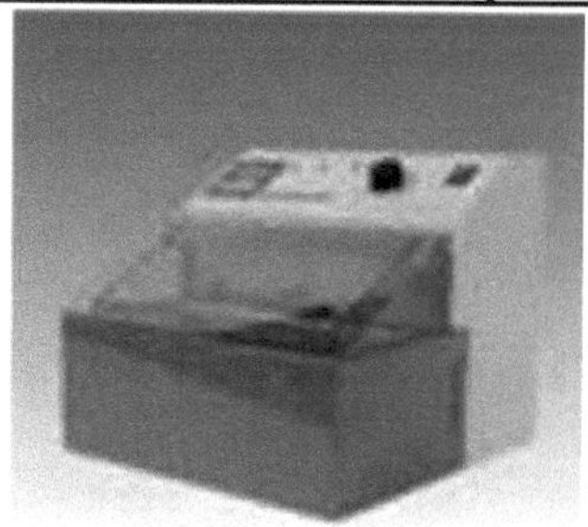

Fig. 58

As soluções electroquimicamente activadas (ECA) são produzidas a partir de água da torneira e de soluções salinas pouco concentradas.

O princípio da ECA consiste na transferência de líquidos para um estado metaestável através de uma ação eletroquímica unipolar (ânodo ou cátodo) mediante a utilização de um elemento/reator ("Flow-through Electrolytic Module" ou FEM).

O FEM é composto por um ânodo, um cilindro sólido de titânio com um revestimento especial que se encaixa coaxialmente no cátodo, um cilindro oco também feito de titânio com outro revestimento especial. Uma membrana cerâmica separa os eléctrodos. O FEM é capaz de produzir tipos de soluções que têm atividade bactericida e esporicida; no entanto, são inodoras, seguras para os tecidos humanos e essencialmente não corrosivas para a maioria das superfícies metálicas.

O tratamento eletroquímico nas câmaras de ânodo e cátodo resulta na síntese de dois tipos de soluções: a da câmara de ânodo é denominada *Anólito* e a produzida na câmara de cátodo é *Católito*. As soluções de anólito que contêm uma mistura de substâncias oxidantes demonstram uma eficácia microbiocida pronunciada contra bactérias, vírus, fungos e protozoários.[90]

A solução de anólito foi denominada Água Superoxidada ou Água de Potencial Oxidativo. Consoante o tipo de dispositivo ECA que incorporou os elementos FEM, o pH do anólito varia; pode ser ácido (anólito), neutro (anólito neutro) ou alcalino (anólito neutro catódico); inicialmente, utilizou-se o anólito ácido, mas, nos últimos anos, as soluções neutras e alcalinas têm sido recomendadas para aplicação clínica. Em condições limpas, verificou-se que a solução superoxidada recém-gerada era altamente ativa contra todos estes microrganismos, dando uma redução de 99,999% ou mais em dois minutos ou menos. Isto permitiu aos investigadores tratá-la como um potente agente microbiocida. Não é tóxico quando em contacto com tecidos biológicos vitais.

As aplicações clínicas do anólito e do católito foram consideradas eficazes:

a. As soluções ECA demonstraram um efeito clínico mais pronunciado e foram associadas a menos incidências de reacções alérgicas em comparação com outros irrigantes antibacterianos testados.

b. A eficácia e a segurança da limpeza das superfícies dos instrumentos e equipamentos dentários foram demonstradas numa série de estudos.

A solução anólito neutro catódico (ANC) proporciona um maior efeito antissético e uma maior capacidade de limpeza com concentrações mais baixas de cloro ativo, em comparação com as soluções anólito ácido e anólito neutro, devido à sua maior concentração de peróxidos. Tanto a água neutra electrolisada como a água com potencial oxidativo são consideradas inofensivas para os seres humanos e são provavelmente semelhantes à água ECA. A qualidade do desbridamento foi melhor nas partes coronais e médias das paredes do canal, onde apenas se notaram detritos dispersos, em contraste com a parte apical que continha numerosos detritos.

De acordo com **Solovyeva** e **Dummer** (2000), as soluções de NaOCl e ECA deixaram uma smear layer mais fina, com uma superfície mais lisa e uniforme.[90] A textura das superfícies dos canais tratados com soluções de ECA foi relativamente uniforme nas várias regiões do canal radicular e não pareceu ser influenciada pelo método de instrumentação, ou seja, manual ou mecânico. A irrigação com NaOCl ou com soluções de ECA aumentou a abertura dos túbulos dentinários. É importante notar que a irrigação com NaOCL resultou em túbulos abertos predominantemente nos terços coronal e médio dos canais radiculares, não tendo sido revelados sinais de orifícios tubulares no terço apical dos canais. A irrigação com anólito neutro catódico, bem como com ANC e católito alternados, resultou em mais numerosos túbulos dentinários abertos nas regiões apical e coronal.

Solovyeva e **Dummer** estudaram a eficácia da limpeza da irrigação do canal radicular com a solução de ECA e concluíram que era semelhante ao NaOCl na remoção de detritos, mas era mais eficaz do que o NaOCl na remoção da camada de esfregaço. A ECA está a mostrar resultados promissores devido à facilidade de remoção de detritos e da smear layer, não é tóxica e é eficaz no terço apical do canal. Tem potencial para ser um irrigante eficiente do canal radicular.

<u>**ÁGUA OZONADA**</u>

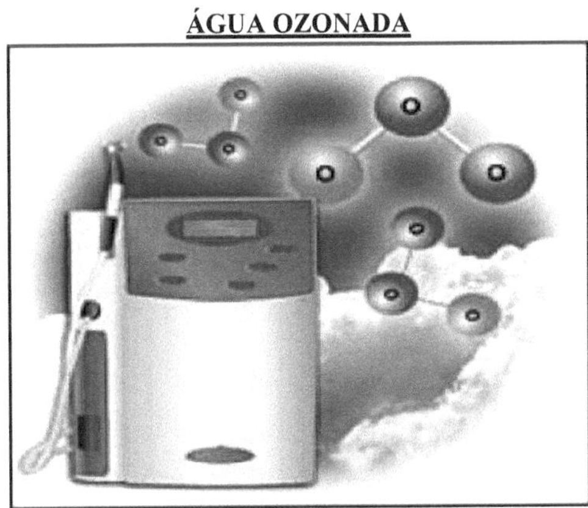

Fig. 59

O ozono é um composto químico constituído por três átomos de oxigénio (O_3 - oxigénio triatómico), uma forma mais energética do que o oxigénio atmosférico normal (o_2). Assim, as moléculas destas duas formas são diferentes em termos de estrutura. O ozono é produzido naturalmente pelos seguintes métodos naturais. A cavitação é a formação de bolhas que contêm vapor no interior de um fluido, provocando a formação de ondas de pressão/ondas de choque caracterizadas por mudanças rápidas de pressão e de grande amplitude. O colapso forçado das bolhas provoca implosões que têm impacto nas superfícies, causando forças de cisalhamento, deformação da superfície e remoção de material da superfície. No ambiente do canal radicular, estas ondas de choque podem potencialmente perturbar os biofilmes bacterianos, romper as paredes celulares bacterianas e remover a camada de esfregaço e os detritos. A geração de ondas de choque pode também aumentar a decomposição de agentes como o peróxido de hidrogénio e o ozono dissolvidos na água, aumentando assim as suas acções de desinfeção e desbridamento.

- **Nagayoshi et al.** verificaram que a capacidade de destruição da água ozonizada e do hipoclorito de sódio a 2,5% era quase comparável quando a amostra era irrigada com sonicação.[89]
- No entanto, **Hems et al.** verificaram que o NaOCl era superior à água ozonizada na eliminação de E. faecalis em cultura de caldo e em biofilme.
- **Ibrahim** e **Abdullah** estudaram que 1,31% de NaOCl pode permitir a passagem da oxidação da água ozonizada, aumentando assim o seu efeito antibacteriano em comparação com 1,31% de NaOCl ou água ozonizada isoladamente.
- **Cardoso** avaliou a eficiência da água ozonizada como agente irrigante durante o tratamento endodôntico, na tentativa de eliminar a Candida albicans e o Enterococcus faecalis e neutralizar os lipopolissacarídeos (LPSs) inoculados nos canais radiculares. Foi possível observar uma ação antimicrobiana eficaz após dez minutos de ozonização da água sobre a suspensão microbiana. Não foi encontrado qualquer resíduo quando uma segunda amostra foi recolhida sete dias depois. No entanto, a água ozonizada não foi capaz de neutralizar a E. coli e o LPS no interior dos canais radiculares e a quantidade remanescente de LPS pode ter consequências biológicas, como a periodontite apical.
- **Estrela et al.** avaliaram a eficiência antimicrobiana do ozono aquoso, ozono gasoso, hipoclorito de sódio a 2,5% e clorohexidina a 2% em canais radiculares humanos infectados com Enterococcus faecalis. Nenhuma das soluções testadas se revelou eficaz contra a suspensão bacteriana.

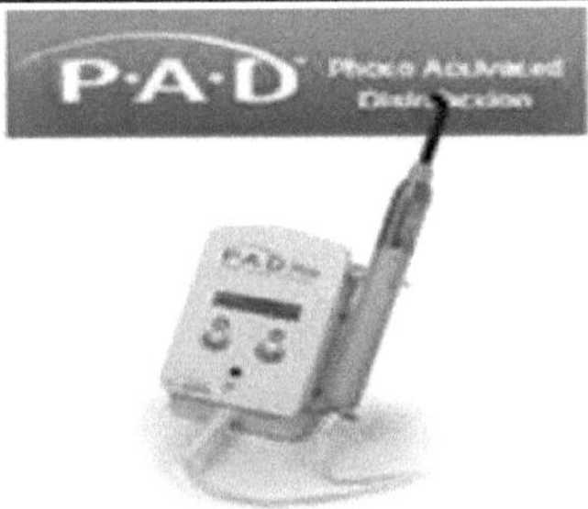

Fig. 60

A utilização da terapia fotodinâmica (PDT) para a inativação de microrganismos foi demonstrada pela primeira vez por **Oscar Raab**, que relatou o efeito letal do cloridrato de acridina na Paramecia caudatum.

A PDT baseia-se no conceito de que os fotossensibilizadores não tóxicos podem ser preferencialmente localizados em determinados tecidos e subsequentemente activados por luz de comprimento de onda adequado para gerar oxigénio singlete e radicais livres que são citotóxicos para as células do tecido alvo.

> O azul de metileno (MB) é um fotossensibilizador bem estabelecido que tem sido utilizado na TFD para combater várias bactérias orais gram-positivas e gram-negativas e foi anteriormente utilizado para estudar o efeito da TFD na desinfeção endodôntica. Vários estudos demonstraram uma destruição incompleta dos biofilmes orais utilizando a TFD mediada por MB devido à penetração reduzida do fotossensibilizador. **Soukos et al.** utilizaram o efeito combinado do MB e da luz vermelha (665 nm), o que permitiu uma redução de até 97% da viabilidade bacteriana. Os resultados sugeriram o potencial da PDT para ser utilizada como um procedimento antimicrobiano adjuvante após o desbridamento quimiomecânico endodôntico padrão, mas também demonstraram a importância de uma maior otimização da dosimetria da luz para a fotodestruição bacteriana nos canais radiculares.

> Juntamente com o azul de metileno, o cloreto de tolónio também tem sido utilizado como agente fotossensibilizador. É aplicado na zona infetada e deixado no local durante um curto período de tempo. O agente liga-se à membrana celular das bactérias, que se rompe quando activada por uma fonte de laser que emite radiação com um comprimento de onda adequado (por exemplo, radiação de 635 nm emitida pela SaveDent; Denfotex Light Systems Ltd., Inverkeithing, Reino Unido). A luz é transmitida para os canais radiculares através da ponta de uma pequena fibra ótica flexível que está ligada a uma peça de mão descartável. O laser emite um máximo de apenas 100mW e não gera calor suficiente para danificar os tecidos adjacentes. Além disso, o corante cloreto de tolónio é biocompatível e não mancha os tecidos dentários. Os dados citados pelo fabricante sugerem que este sistema PAD tem eficácia antimicrobiana. A fotossensibilização letal de biofilmes de Streptococcus intermedius em canais radiculares não consegue atingir uma taxa de destruição total quando é utilizada uma combinação de um laser de hélio-neon e cloreto de tolonium.

Leticia et al. investigaram os efeitos antibacterianos da terapia fotodinâmica (TFD) com azul de metileno (MB) ou azul de toluidina (TB) (ambos a 15mg/mL) como complemento à instrumentação/irrigação de canais radiculares experimentalmente contaminados com

Enterococcus faecalis. O estudo revelou que a PDT com MB ou TB pode não exercer um efeito suplementar significativo aos procedimentos de instrumentação/irrigação no que diz respeito à desinfeção intracanal, até que sejam modificados mais ajustes no protocolo de PDT antes de se recomendar a utilização clínica.

Em contrapartida, a irrigação com hipoclorito de sódio (3%) eliminou toda a população bacteriana. A diferença pode ter sido causada pelo facto de a fibra ótica não ter sido introduzida corretamente nos canais radiculares, o que impediu a transmissão da luz através da estrutura dentária. Assim, o PAD pode não ser capaz de atingir uma taxa de eliminação de 100% em canais radiculares infectados com caraterísticas anatómicas complexas e colonizados por biofilmes polimicrobianos de propriedades variáveis.

Pagonis et al. estudaram os efeitos in vitro de nanopartículas de ácido poli-lacticoglicólico (PLGA) carregadas com o fotossensibilizador azul de metileno (MB) e luz contra Enterococcus faecalis (ATCC 29212). O estudo mostrou que a utilização de nanopartículas de PLGA encapsuladas com fármacos fotoactivos pode ser um complemento promissor no tratamento endodôntico antimicrobiano.

Atualmente, o PAD pode ser considerado como um complemento útil ao tratamento convencional dos canais radiculares.

• **Pedulla E et al.** (2012) realizaram um estudo para avaliar ex vivo a eficácia antibacteriana do fluxo fotoacústico iniciado por fotões (PIPS) de irrigantes utilizando um laser Er:YAG equipado com uma ponta recentemente concebida, despojada e cónica, em dentes extraídos com canais radiculares infectados e concluíram que Nas condições deste estudo ex vivo, não se verificaram diferenças significativas na redução bacteriana entre os grupos do laser e do NaOCl ou do NaOCl isolado. Assim, a utilização de um laser não melhorou a eliminação microbiana.[91]

• **Peters OA et al.** (2011) realizaram um estudo para comparar a eficácia da desinfeção do canal radicular activada por laser e ultra-sons com a irrigação convencional, especificamente a sua capacidade de remover a película bacteriana formada nas paredes do canal radicular e concluiu-se que, nas condições deste estudo combinado in situ/in vitro, a desinfeção activada não removeu completamente as bactérias do terço apical do canal radicular e dos túbulos dentinários infectados. No entanto, o facto de a ativação por laser ter gerado mais amostras bacterianas negativas e ter deixado menos bactérias/biofilme apical do que a ativação por ultra-sons sugere uma investigação mais aprofundada.[91]

VIDRO BIOACTIVO

O vidro bioativo é constituído por SiO_2, Na_2O, CaO_2 e P_2O_5 em diferentes concentrações. Tem sido alvo de um interesse considerável na desinfeção dos canais radiculares devido às suas propriedades antibacterianas. Stoor et al, atribuíram o mecanismo antibacteriano do vidro bioativo ao seu pH elevado, aos efeitos osmóticos e à precipitação de Ca/P.

Zehnder et al,[87] demonstraram que o vidro bioativo apresentava efeitos antibacterianos significativamente menores como medicamento intracanal em comparação com o hidróxido de cálcio.

Gubler et al,[88] demonstraram que o vidro bioativo não impedia eficazmente a recontaminação de canais radiculares instrumentados. A incorporação de cargas bioactivas nanométricas em materiais de obturação radicular de poliisopreno e policaprolactona tornou o material compósito resultante bioativo e permitiu uma melhor mineralização. [89]

CAPÍTULO 7

<u>MÉTODOS E MODOS DE IRRIGAÇÃO</u>

Ao longo da história da endodontia, têm sido feitos esforços contínuos para desenvolver sistemas de distribuição e agitação de irrigantes mais eficazes para a irrigação dos canais radiculares.

Estes sistemas podem ser divididos em duas grandes categorias: técnicas de agitação manual e dispositivos de agitação assistida por máquinas:

Frequência de irrigação:

A frequência da irrigação é ditada pela quantidade de trabalho que um determinado instrumento efectua. Como regra geral, um clínico deve irrigar copiosamente, recapitular e reirrigar pelo menos a cada dois ou três instrumentos. Geralmente, este ciclo deve ser repetido com maior frequência em canais mais apertados, mais longos e mais curvos, e especialmente se o sistema apresentar uma anatomia invulgar.

As limas transportam potencialmente o irrigante progressivamente mais para dentro do canal por tensão superficial. No entanto, quando um instrumento é colocado num canal relativamente pequeno, a lima tende a deslocar o irrigante. Quando o instrumento é retirado, o irrigante flui normalmente de volta para o espaço que a lima ocupava, exceto se existir uma bolsa de ar. Este fenómeno deve ser apreciado para integrar o método de irrigação mais eficaz do ponto de vista clínico.[27]

<u>A. TÉCNICAS MANUAIS</u>
<u>IRRIGAÇÃO POR SERINGA COM AGULHAS/CÂNULAS</u>

O PRINCÍPIO:

A técnica envolve a distribuição de um irrigante num canal através de agulhas/cânulas de calibre variável, passivamente ou com agitação.

O Este último é conseguido movendo a agulha para cima e para baixo no espaço do canal.

O Algumas destas agulhas são concebidas para dispensar um irrigante através das suas extremidades mais distais, enquanto outras são concebidas para fornecer um irrigante lateralmente através de canais fechados e com ventilação lateral.

O Este último desenho foi proposto para melhorar a ativação hidrodinâmica de um irrigante e reduzir a possibilidade de extrusão apical.

O É crucial que a agulha/cânula permaneça solta no interior do canal durante a irrigação. Isto permite que o irrigante reflua e faz com que mais detritos sejam deslocados coronalmente, ao mesmo tempo que evita a expressão inadvertida do irrigante nos tecidos periapicais.

VANTAGENS

o Controlo comparativamente fácil da profundidade de penetração da agulha no canal

o Volume de irrigante que é descarregado através do canal

DESVANTAGENS

° Menos eficaz quando o canal é alargado para menos de 40 no ápice, resultando na redução da espessura da dentina radicular e subsequente enfraquecimento da estrutura radicular.

° É difícil normalizar e controlar o caudal de fluido durante a irrigação com agulha de seringa. Um estudo anterior demonstrou que quando se utilizou a irrigação convencional com agulha de seringa, a solução de irrigação foi administrada apenas 1 mm mais profunda do que a ponta da agulha. Esta é uma questão preocupante porque a ponta da agulha está frequentemente localizada no terço coronal de um canal estreito ou, na melhor das hipóteses, no terço médio de um canal largo.

Os factores que têm demonstrado melhorar a eficácia da irrigação por seringa incluem uma maior proximidade da agulha de irrigação ao ápice, um maior volume de irrigação e agulhas de irrigação de menor calibre.[27]

Uma agulha hipodérmica é uma agulha oca normalmente utilizada com uma seringa para injetar substâncias no corpo ou extrair fluidos do mesmo. A agulha hipodérmica é utilizada para a administração rápida de líquidos. Diz-se geralmente que a agulha hipodérmica moderna foi inventada em 1853. As agulhas hipodérmicas são normalmente fabricadas a partir de um tubo de aço inoxidável através de um processo conhecido como estiragem de tubos, em que o tubo é estirado através de matrizes progressivamente mais pequenas para fabricar a agulha. A extremidade é biselada para criar uma ponta afiada que permite que a agulha penetre facilmente na pele.[103]

Calibre da agulha

O diâmetro da agulha é indicado pelo calibre da agulha. Estão disponíveis vários comprimentos de agulha para um determinado calibre. Existem vários sistemas para medir agulhas, incluindo o calibre de agulhas Stubs e a escala francesa de cateteres. As agulhas de uso médico comum variam de calibre 7 (o maior) a 33 (o menor) na escala Stubs. As agulhas de calibre 21 são mais frequentemente utilizadas para retirar sangue para fins de análise e as de calibre 25 são normalmente utilizadas para fins de irrigação endodôntica.

Embora as agulhas de calibre 25 fossem comuns para a irrigação endodôntica há alguns anos, foram substituídas primeiro por agulhas de calibre 27 G, e agora as agulhas de calibre 30 G e até 31 G estão a ser utilizadas por rotina na irrigação. Uma vez que 27 G corresponde ao tamanho 0,42 da Organização Internacional de Normalização e 30 G ao tamanho 0,31, são preferidos os tamanhos de agulha mais pequenos. Vários estudos demonstraram que o irrigante tem apenas um efeito limitado para além da ponta da agulha devido à zona de água morta ou, por vezes, a bolhas de ar no canal radicular apical, que impedem a penetração apical da solução. No entanto, apesar de as agulhas mais pequenas permitirem a administração do irrigante perto do ápice, isto não é isento de preocupações de segurança.

Nos últimos anos, foram introduzidas várias modificações na conceção da ponta da agulha para facilitar a eficácia e minimizar os riscos de segurança. Embora as agulhas reutilizáveis continuem a ser úteis para algumas aplicações científicas, as agulhas descartáveis são muito mais comuns em medicina.

As agulhas descartáveis estão embutidas num cubo de plástico ou alumínio que se liga ao corpo da seringa através de um encaixe de pressão ou de torção. Estas são por vezes referidas como ligações "Luer Lock", referindo-se à marca registada Luer-Lock.

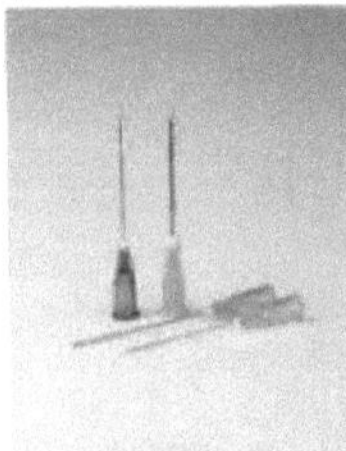

Fig. 61

Uma seringa é uma bomba simples constituída por um êmbolo que se encaixa firmemente num tubo. O êmbolo pode ser puxado e empurrado dentro de um tubo cilíndrico (chamado cilindro), permitindo que a seringa absorva e expulse um líquido ou gás através de um orifício na extremidade aberta do tubo. A extremidade aberta da seringa pode estar equipada com uma agulha hipodérmica, um bocal ou um tubo para ajudar a direcionar o fluxo para dentro e para fora do tubo. O corpo de uma seringa é feito de plástico ou vidro e, normalmente, tem marcas graduadas que indicam o volume de fluido na seringa, sendo quase sempre transparente. As seringas de vidro podem ser esterilizadas num autoclave. No entanto, a maior parte das seringas médicas modernas são de plástico com um êmbolo de borracha, porque este tipo veda muito melhor entre o êmbolo e o corpo e porque são suficientemente baratas para serem eliminadas depois de usadas apenas uma vez, reduzindo o risco de propagação de doenças transmitidas pelo sangue.[27]

Desenho da ponta

As seringas são fornecidas com vários modelos para a área em que a lâmina se fixa ao corpo da seringa. Talvez o mais conhecido seja o Luer lock, que simplesmente torce os dois juntos.

Uma vez que a irrigação do terço apical requer que a agulha esteja na sua proximidade para um efeito adequado, **Abou-Rass & Piccinino** (1980), o conteúdo dos canais deve ser irrigado com uma agulha de calibre 27-30 colocada no terço apical.

No entanto, **Senia, Marshall & Rosen** salientaram que, em agulhas finas, o NaOCl poderia depositar-se sob a forma de cristais. Isto obstruiria a agulha e exigiria mais força.[103]

A agulha deve ser dobrada num ângulo obtuso para facilitar o acesso e a entrada no orifício. Esta curvatura deve ser colocada mais perto do centro da seringa.

Desenhos de agulhas:

a)   Agulhas sem ponta aberta
b)   Agulhas biseladas
c)   Agulha de ventilação lateral de extremidade romba (ProRinse)
d)   Ponta entalhada (Monojet - calibre 27)
e)   Agulha perfurada -Endovagem (Goldman & outros)

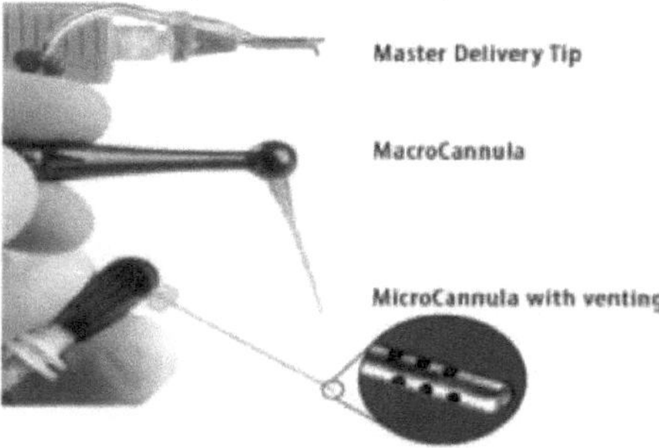

Fig. 62

IRRIGADOR STROPKO

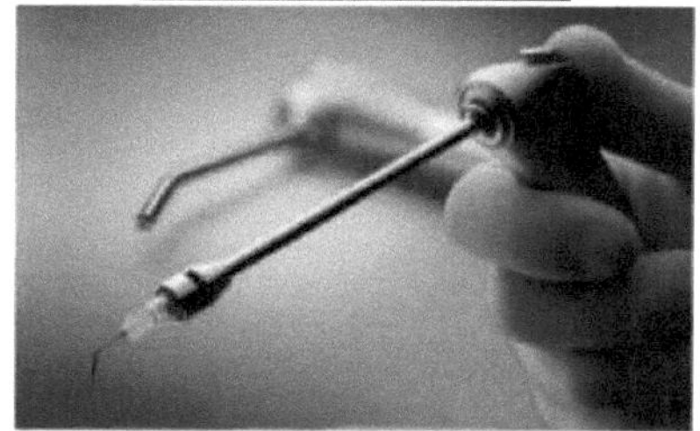

Fig. 63

A agulha fornece a solução e um aspirador mantido na mesma bainha recupera o irrigante fornecido.[27]

MAX-I-PROBE

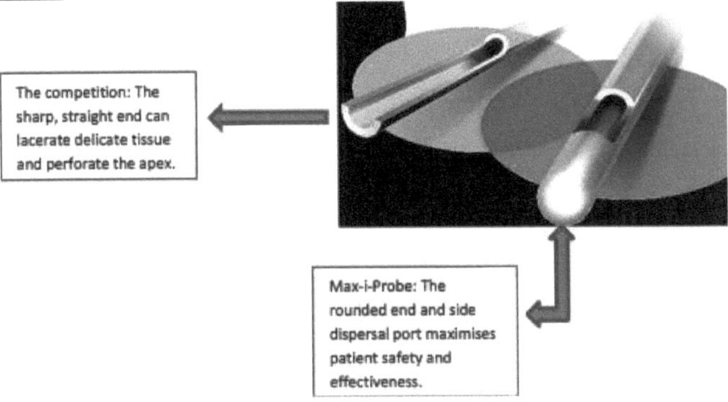

Fig. 64

A solução irrigante é então injectada muito lentamente até que grande parte da câmara esteja preenchida.

Uma ação de bombagem da agulha pode aumentar o "efeito de lavagem mecânica".[27]

As "agulhas perfuradas", que têm uma perfuração ao longo de todo o comprimento, são consideradas como produzindo um canal muito mais limpo (superficialmente) do que a agulha convencional.

AGULHAS E SERINGAS COM FECHO LUER LOCK

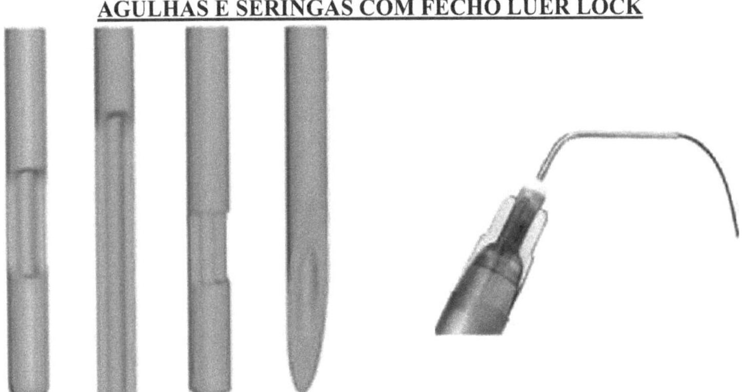

Fig. 65

O cone Luer é um sistema normalizado de acessórios para fluidos em pequena escala, utilizado para estabelecer ligações sem fugas entre um encaixe cónico macho e a sua parte fêmea correspondente em instrumentos médicos e de laboratório, incluindo pontas e agulhas de seringas hipodérmicas ou torneiras e agulhas. O seu nome deriva do nome do fabricante alemão de instrumentos médicos **Hermann Wülfing Luer**, do século XIX, e teve origem num encaixe cónico de 6% para rolhas de garrafas de vidro.[27]

Uma seringa com um encaixe de ligação Luer-Lok macho e uma agulha com um encaixe Luer-Lok fêmea (roxo) que se enrosca na mesma.

Existem duas variedades de ligações Luer Taper: Luer-Lok e Luer-Slip. As conexões Luer-

Lok são unidas de forma segura por meio de um cubo com abas na conexão fêmea que se enrosca em roscas numa manga na conexão macho. O acessório Luer-Lok foi desenvolvido nos Estados Unidos pela **Fairleigh S. Dickinson.**

Os acessórios Luer-Slip estão simplesmente em conformidade com as dimensões do cone Luer e são pressionados e mantidos juntos por fricção (não têm roscas). Os componentes Luer são fabricados em metal ou plástico.[103]

b.) *Escovas*

Em termos estritos, as escovas não são utilizadas diretamente para administrar um irrigante nos espaços do canal. São adjuvantes que foram concebidos para o desbridamento das paredes do canal ou para a agitação do irrigante do canal radicular.

Navitip FX (Produtos Ultradent) Endobrush

NaviTip FX: Agulha de irrigação de calibre 30 coberta com uma escova.

Fig. 66

Um estudo recente relatou uma melhor limpeza do terço coronal das paredes instrumentadas do canal radicular irrigadas e agitadas com a agulha NaviTip FX em relação ao tipo de agulha NaviTip sem escovas. No entanto, as diferenças nos terços apical e médio não foram estatisticamente significativas.

VANTAGEM: A agulha coberta pela escova é activada mecanicamente numa ação de esfrega ativa durante o processo de irrigação para aumentar a eficiência da escova

DESAVANTAGEM: A fricção criada entre as cerdas da escova e as irregularidades do canal pode resultar no deslocamento das cerdas radiolúcidas nos canais, levando à obstrução do canal.

No início da década de 1990, **Keir et al.** relataram resultados semelhantes que indicavam um melhor desbridamento do canal com a utilização de escovas de canal.

Endobrush

Escovagem ativa e movimento rotativo.

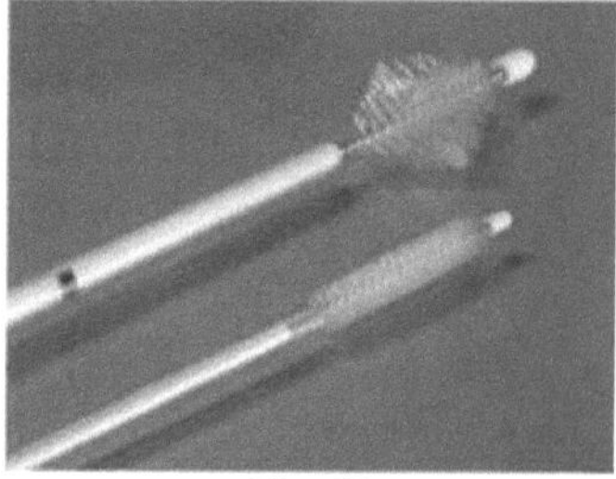

Fig. 67

Uma escova em espiral concebida para utilização endodôntica que consiste em cerdas de nylon colocadas em fios torcidos com uma pega anexada e tem um diâmetro relativamente constante ao longo de todo o comprimento.

DESVANTAGEM: O endobrush não pode ser utilizado em todo o seu comprimento de trabalho devido ao seu tamanho, o que leva à acumulação de detritos na secção apical do canal após a escovagem.[27] **c.) *Irrigação manual-dinâmica***

Muitas vezes é difícil para o irrigante alcançar a porção apical do canal devido ao chamado **efeito de bloqueio de vapor**. A investigação demonstrou que mover suavemente um cone mestre de guta-percha bem ajustado para cima e para baixo em movimentos curtos de 2 a 3 mm (irrigação dinâmica manual) dentro de um canal instrumentado pode produzir um efeito

76

hidrodinâmico eficaz e melhorar significativamente a deslocação e a troca de qualquer reagente. Este facto foi recentemente confirmado pelos estudos de **McGill et al.** e **Huang et al.**

Os factores que contribuem para os resultados positivos da irrigação manual-dinâmica incluem

(1) O movimento de empurrar-puxar de um ponto de guta-percha bem ajustado no canal pode gerar alterações de pressão intracanal mais elevadas durante os movimentos de empurrar, levando a uma distribuição mais eficaz do irrigante nas superfícies do canal "intocadas

(2) A frequência do movimento de empurrar-puxar da ponta de guta-percha **(3,3 Hz, 100 pancadas por 30 segundos)** é superior à frequência (1,6 Hz) da pressão hidrodinâmica positiva-negativa gerada pelo RinsEndo

(3) O movimento de empurrar e puxar da ponta de guta-percha actua provavelmente através da deslocação física, dobragem e corte do fluido sob **"fluxo viscosamente dominado"** no sistema de canais radiculares.

Este último permite provavelmente uma melhor mistura da solução fresca que não reagiu com o irrigante gasto que reagiu.

Embora a irrigação manual-dinâmica tenha sido defendida como um método de irrigação do canal devido à sua simplicidade e eficácia em termos de custos, a natureza laboriosa deste procedimento ativado manualmente ainda impede a sua aplicação na prática clínica de rotina.[47]

A lima F rotativa de plástico: embora a instrumentação sónica ou ultra-sónica seja mais eficaz na remoção de resíduos residuais do canal do que as limas endodônticas rotativas, e as soluções de irrigação sejam frequentemente incapazes de os remover durante o tratamento endodôntico, muitos médicos ainda não a incorporam no seu arsenal de instrumentos endodônticos. As razões mais comuns apresentadas para a não utilização da lima sónica ou ultra-sónica são o facto de a sua instalação poder ser demorada, a falta de vontade de suportar os custos do equipamento e a falta de conhecimento dos benefícios deste passo final de instrumentação no tratamento endodôntico.

É por estas razões que foi desenvolvida uma **lima de acabamento rotativa endodôntica à base de polímero**. Esta nova lima rotativa de plástico, de utilização única, tem um design de lima único com um abrasivo de diamante incorporado num polímero não tóxico. A lima F remove os detritos da parede dentinária e agita o NaOCl sem alargar ainda mais o canal.[103]

B. Sistemas de agitação assistida por máquinas

♦ **Escova de Ruddle:**

J A escova inclui um eixo e uma secção cónica de escova.

J Este último tem várias cerdas que se estendem radialmente a partir de um núcleo central de arame.

♦ *S* Durante a fase de desbridamento, a microescova roda a cerca de 300 rpm. Isto ajuda a deslocar os detritos residuais para fora do canal na direção coronal.

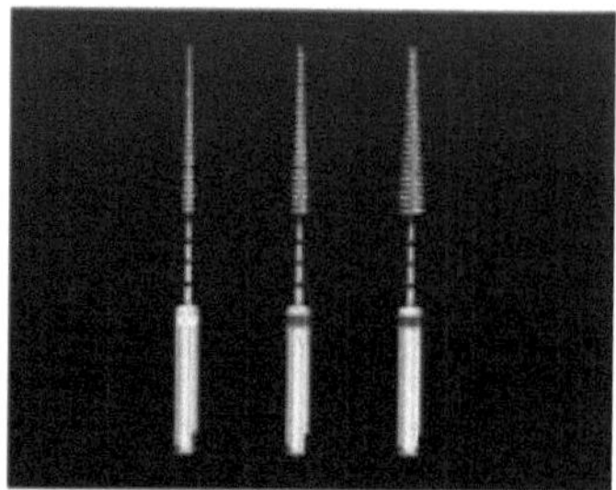

♦ **Escova de canal (Coltene Whaledent):**
Escova endodôntica altamente flexível feita de polipropileno.[27]

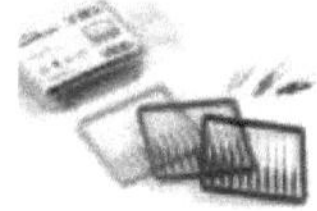

Fig. 69

S É utilizado durante os tratamentos dos canais radiculares para remover a dentina, a placa bacteriana e outras impurezas soltas por limas e brocas. Utilizado como adjuvante de uma solução de irrigação (por exemplo, NaOCl, NaCl, H2O2, álcool, CHX) aumenta consideravelmente o efeito de limpeza das soluções de irrigação na superfície do canal radicular.

A S Canal Brush pode ser utilizada manualmente com uma ação rotativa. No entanto, é mais eficiente utilizá-la com uma peça de mão contra-ângulo a um máximo de 600 rpm.

S Melhor efeito de limpeza do que com limas, sem alargar o canal muito flexível, menor risco de quebra, pode ser autoclavado a 134°C antes da utilização

S Pode ser utilizado para colocar cimentos postiços ou adesivos com batentes endo para controlo do comprimento.

Um relatório recente de **Weise et al**. mostrou que a utilização do pequeno e flexível CanalBrush com um irrigante removeu eficazmente os detritos das extensões e irregularidades simuladas do canal.[103]

a) ***Irrigação contínua durante a instrumentação rotativa***

O **sistema de irrigação Quantec-E** (Sybron Endo, Orange, CA) é uma unidade de distribuição de fluido autónoma que está ligada ao sistema Quantec-E Endo.

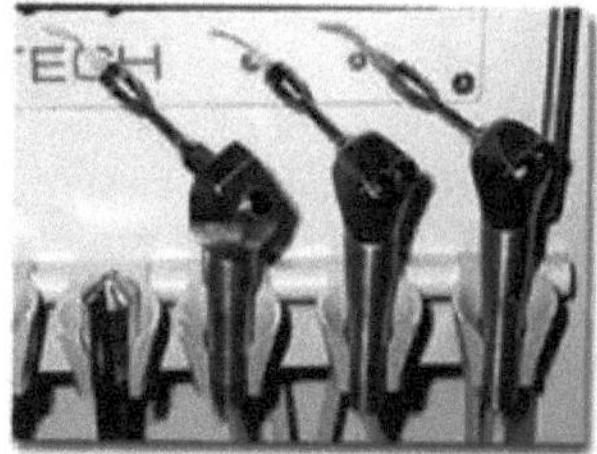

Utiliza uma consola de bomba, 2 reservatórios de irrigação e tubagem para fornecer irrigação contínua durante a instrumentação rotativa.

UTILIZAÇÕES

A agitação contínua do irrigante durante a instrumentação rotativa ativa geraria um aumento do volume de irrigante,

Aumentar o tempo de contacto do irrigante,

Maior profundidade de penetração do irrigante no interior do canal radicular

Isto deverá resultar num desbridamento mais eficaz do canal, em comparação com a irrigação com agulha de seringa. Estas especulações, no entanto, não foram apoiadas pelo trabalho de **Setlock et al.** Em comparação com a irrigação com agulha, a irrigação com Quantec-E resultou, de facto, em paredes do canal mais limpas e numa remoção mais completa dos detritos e da camada de esfregaço no terço coronal das paredes do canal.

No entanto, estas vantagens não foram observadas nos terços médio e apical do canal radicular. Este facto é também confirmado por **Walters et al**, que verificaram que não existia uma diferença significativa entre a irrigação com agulha de seringa padrão e a irrigação com a bomba Quantec-E.[27]

b) *Efeito da Irrigação Sónica*

☐ Funciona a uma frequência mais baixa (1-6 kHz) e produz tensões de corte mais pequenas.

A energia sónica também gera uma amplitude significativamente maior ou um maior movimento da ponta para a frente e para trás.

☐ Quando o movimento da lima sónica é limitado, a oscilação lateral desaparece. Isto resulta numa pura oscilação longitudinal da lima.

J Convencionalmente, a irrigação sónica é efectuada utilizando uma **lima Rispisonic** ligada a uma peça de mão sónica MM 1500 (Medidenta International) após a moldagem do canal. As limas Rispisonic têm uma conicidade não uniforme que aumenta com o tamanho da lima. Devido ao facto de serem farpadas, estas limas podem entrar inadvertidamente na parede do canal e danificar a preparação acabada do canal durante a agitação.[27]

Fig. 71

J O **sistema EndoActivator (Dentsply)** é um sistema de irrigação de canais por via sónica introduzido mais recentemente. É composto por uma peça de mão portátil e 3 tipos de pontas de polímero descartáveis de diferentes tamanhos. Estas pontas são alegadamente fortes e flexíveis e não se partem facilmente. Como são lisas, não cortam a dentina. Em geral, foi demonstrado que 10.000 ciclos por minuto (cpm) optimizam o desbridamento e promovem a rutura da smear layer e do biofilme. Uma possível desvantagem das pontas de polímero utilizadas no sistema EndoActivator é o facto de serem radiolúcidas. Embora estas pontas tenham sido concebidas para serem descartáveis e não se partam facilmente durante a utilização, seria difícil identificá-las se parte de uma ponta se separasse dentro de um canal. Presumivelmente, estas pontas poderiam ser melhoradas através da incorporação de um radiopacificador no polímero.[27]

VIBRINGE

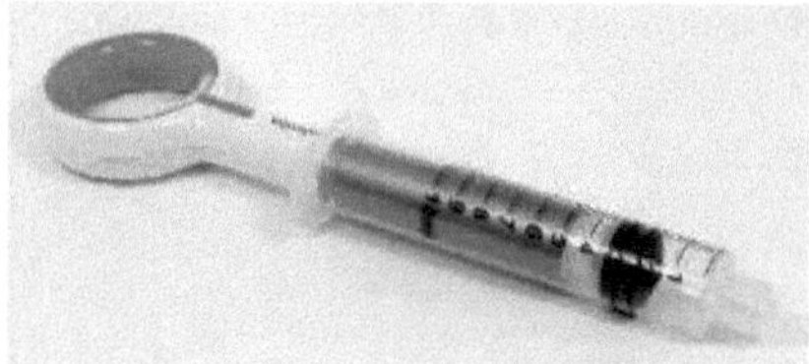

Fig. 72

O Vibringe (Vibringe BV, Amesterdão, Países Baixos) é um novo sistema de irrigação sónica que combina vibrações acionadas por bateria (9000 cpm) com irrigação manual do canal radicular.

A Vibringe utiliza o tipo tradicional de seringa/agulha, mas acrescenta vibração sónica.

o O Vibringe é o primeiro sistema de irrigação sónica endodôntica que permite a ativação da solução de irrigação, fluxo acústico, no canal radicular, em apenas um passo.

o Após o tratamento mecânico do canal, o procedimento de irrigação remove os resíduos de tecidos necróticos, detritos e bactérias. Isto é necessário para o sucesso do fecho hermético a longo prazo da cavidade e, consequentemente, do tratamento endodôntico.[103]

A técnica de irrigação convencional pode parecer fácil, mas é dificultada pela falta de visibilidade e pela estrutura sempre complexa e única do canal radicular, o que torna o resultado dos tratamentos endodônticos menos previsível.

o A ativação da solução com o sistema de vibração assegura que os bloqueios de ar e detritos são removidos eficazmente e ajuda a solução de irrigação a alcançar e desinfetar todas as porções do canal até ao ápice.

o Devido à turbulência causada pela ativação da solução de irrigação, os resíduos de tecido e os detritos nos canais laterais mais finos e nos túbulos são soltos e transportados facilmente para fora do canal. Isto resulta num desbridamento completo.

o A Vibringe pode ser utilizada para todos os procedimentos de irrigação endodôntica e é compatível com todas as soluções de irrigação e agulhas Luer lock endodônticas (abertura lateral) disponíveis no mercado.

o Funcionamento: Encher a seringa descartável com a solução de irrigação preferida e, em seguida, colocar a agulha endodôntica de tamanho adequado. Encher simultaneamente o canal radicular preparado com a solução de irrigação e premir o botão de ativação on/off para irrigar e ativar.

Mover a Vibringe brevemente (30-60 segundos) em movimentos verticais de 2-3 mm. Quando a solução é activada e bombeada, o ar será eliminado e ocorrerá turbulência para obter um resultado mais limpo.

c) *Ultra-sons*

A utilização de ultra-sons (US) ou instrumentação ultra-sónica foi introduzida pela primeira vez na medicina dentária para preparações de cavidades utilizando uma pasta abrasiva.

O conceito de utilização dos ultra-sons na endodontia foi introduzido pela primeira vez por **Richman** em 1957. No entanto, só quando **Martin et al.** demonstraram a capacidade das limas do tipo K activadas por ultra-sons para cortar a dentina é que esta aplicação encontrou uso comum na preparação dos canais radiculares antes da obturação. O termo endosónica foi cunhado por **Martin** e **Cunningham** e foi definido como o sistema ultrassónico e sinérgico de instrumentação e desinfeção dos canais radiculares .[15]

Em comparação com a energia sónica, a energia ultra-sónica produz frequências elevadas mas amplitudes baixas. Os ficheiros são concebidos para oscilar a frequências ultra-sónicas de **25-30 kHz**, que ultrapassam o limite da perceção auditiva humana (>20 kHz). A gama de frequências utilizada nas unidades ultra-sónicas originais situava-se entre 25 e 40 kHz. Posteriormente, foram desenvolvidas as chamadas peças de mão ultra-sónicas de baixa frequência, que funcionam entre 1 e 8 kHz e que produzem tensões de cisalhamento mais baixas, causando assim menos alterações na superfície do dente. Funcionam numa vibração transversal, estabelecendo um padrão caraterístico de nós e antinós ao longo do seu comprimento.

Existem dois métodos básicos de produção de ultra-sons:

o A primeira é a **magnetostricção**, que converte a energia electromagnética em energia mecânica. Uma pilha de tiras metálicas magnetostrictivas numa peça de mão é sujeita a um campo magnético permanente e alternado, em resultado do qual são produzidas vibrações.

o O segundo método baseia-se no **princípio piezoelétrico**, no qual é utilizado um cristal que muda de dimensão quando é aplicada uma carga eléctrica. A deformação deste cristal é convertida em oscilação mecânica sem produzir calor.[103]

*As **unidades piezoeléctricas*** têm algumas vantagens em comparação com as unidades magnetostritivas anteriores porque oferecem mais ciclos por segundo, 40 versus 24 kHz. As pontas destas unidades funcionam num **movimento** linear, para a frente e para trás, **tipo "pistão"**, o que é ideal para a endodontia. **Lea et al.** demonstraram que a posição dos nódulos e antinódulos de uma lima endossónica sem restrições e sem carga, activada por um gerador de piezões de 30 kHz, era ao longo do comprimento da lima. Como resultado, a amplitude do deslocamento da vibração da lima não aumenta linearmente com o aumento da potência do gerador. Isto aplica-se, em particular, quando se efectua a "escavação" de canais ocultos ou quando se removem pinos e instrumentos separados. Além disso, este movimento é ideal em endodontia cirúrgica quando se cria uma preparação para uma obturação retrógrada. Uma unidade magnetostritiva, por outro lado, cria mais um movimento em forma de oito (elíptico), que não é ideal para utilização endodôntica cirúrgica ou não cirúrgica. As unidades magnetostritivas também têm a desvantagem de a pilha gerar calor, exigindo assim um arrefecimento adequado.

Aplicações dos ultra-sons na endodontia

1. Refinamento do acesso, localização de canais calcificados e remoção de cálculos pulpares anexados
2. Remoção de obstruções intracanais (instrumentos separados, pinos de canal radicular, prata, etc.)
pontos e postes metálicos fracturados)
3. Aumento da ação das soluções de irrigação
4. Condensação ultra-sónica de guta-percha
5. Colocação de agregado de trióxido mineral (MTA)
6. Endodontia cirúrgica: Preparação e refinamento da cavidade da extremidade radicular e colocação de material de obturação da extremidade radicular
7. Preparação do canal radicular

Aumento da ação das soluções de irrigação

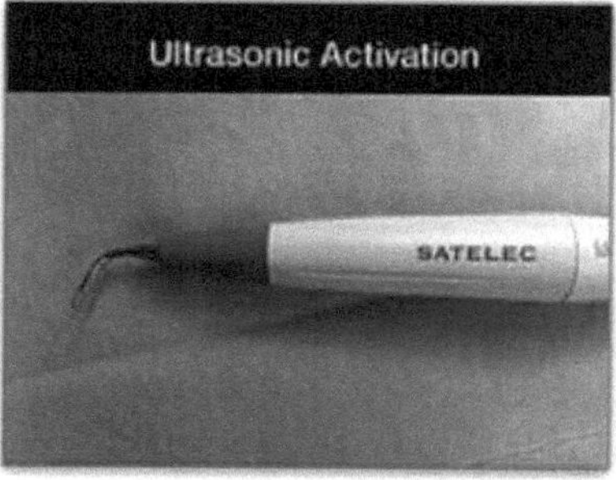

Fig. 73

A eficácia da irrigação depende tanto da ação mecânica de lavagem como da capacidade química dos irrigantes para dissolver os tecidos. Além disso, a ação de lavagem dos irrigantes ajuda a remover os resíduos orgânicos e dentários e os microrganismos do canal.

A ação de lavagem da irrigação com seringa é relativamente fraca e depende não só da anatomia do canal radicular, mas também da profundidade de colocação e do diâmetro da agulha. Foi demonstrado que os irrigantes só podem progredir 1 mm para além da ponta da agulha. Um aumento do volume não melhora significativamente a sua ação de lavagem e a sua eficácia na remoção de detritos. Em canais apicais maiores, o desbridamento e a desinfeção dos canais são melhorados.

No entanto, a limpeza completa da parte mais apical de qualquer preparação continua a ser difícil. A utilização de agulhas mais finas (calibre 30) pode facilitar o acesso direto à área apical. Embora ainda não existam provas conclusivas, a introdução de agulhas de irrigação finas com uma ponta de segurança colocada no comprimento de trabalho ou a 1 mm do mesmo é uma abordagem promissora para melhorar a eficácia do irrigante.

A única forma eficaz de limpar as teias e barbatanas é através do movimento da solução de irrigação, uma vez que não podem ser limpas mecanicamente. Os ultra-sons são um complemento útil na limpeza destas caraterísticas anatómicas difíceis. Foi demonstrado que um irrigante em conjunto com a vibração ultra-sónica, que gera um movimento contínuo do irrigante, está diretamente associado à eficácia da limpeza do espaço do canal radicular. Quando as limas foram activadas com energia ultra-sónica de uma forma passiva, o fluxo acústico foi suficiente para produzir canais significativamente mais limpos em comparação com a limagem manual apenas.[27]

o Da mesma forma, **Jensen et al.** recomendaram uma lima vibratória de tamanho pequeno sujeita a uma definição de potência elevada, uma vez que as limas mais pequenas terão menos probabilidades de entrar em contacto com as paredes do canal.

A ação de lavagem dos irrigantes pode ser melhorada através da utilização de ultra-sons. Isto parece melhorar a eficácia das soluções de irrigação na remoção de detritos orgânicos e inorgânicos da parede do canal radicular. Uma possível explicação para a melhoria da ação é o facto de se criar uma velocidade e um volume muito mais elevados de fluxo de irrigante no canal durante a irrigação ultra-sónica.

o A capacidade de dissolução de tecidos de soluções com uma boa capacidade de humidificação pode ser aumentada por ultra-sons se os restos de tecido pulpar e/ou a camada de esfregaço forem completamente molhados pela solução e ficarem sujeitos à agitação ultra-sónica. Os ultra-sons criam **cavitação** e **fluxo acústico**. A cavitação é mínima e fica restrita à ponta. O efeito de fluxo acústico, no entanto, é significativo. De facto, o irrigante é ativado pela energia ultra-sónica transmitida pelos instrumentos energizados, produzindo um fluxo acústico e redemoinhos.

o Os ultra-sons também podem melhorar a desinfeção dos canais radiculares, provavelmente porque os tecidos orgânicos que entram no campo de fluxo gerado são rompidos, tal como proposto por **Walmsley**.

Para que as soluções de irrigação sejam eficazes, têm de estar em contacto direto com uma superfície. Em raízes de pequeno diâmetro, as soluções irrigantes têm dificuldade em chegar ao ápice do dente e, por isso, são menos influenciadas pela irrigação activada.

o Além disso, **Van der Sluis et al. postularam** que a irrigação ultra-sónica deve ser mais eficaz na remoção de detritos dos canais radiculares com maior conicidade. Parece ser importante aplicar o instrumento ultrassónico após a preparação do canal ter sido concluída

o Além disso, um instrumento que oscila livremente causará mais efeitos ultra-sónicos na solução de irrigação do que um que se prende às paredes do canal. Os ultra-sons como adjuvantes de várias soluções de irrigação contribuem para a remoção da smear layer, no entanto, parecem ser menos eficazes no aumento da atividade do EDTA .[104]

o Trinta segundos a 1 minuto de ativação ultra-sónica parece ser suficiente para produzir canais limpos, enquanto outros recomendam 2 minutos. Um tempo de irrigação passiva mais curto facilita a manutenção da lima no centro do canal, evitando assim que ela toque nas paredes do canal. A administração de NaOCl numa seringa a cada minuto foi tão eficaz como um fluxo contínuo de NaOCl durante 3 minutos de irrigação ultra-sónica passiva na remoção de resíduos de dentina .[15]

o A vibração ultra-sónica também pode ser eficaz quando se toca na haste de uma lima manual inserida no interior do canal. A lima manual transmitirá vibrações ao irrigante no interior do canal, mas existe um risco maior de tocar nas paredes dentinárias; por isso, recomenda-se a utilização de limas lisas. Em contraste, as limas de aço inoxidável activadas por ultra-sons tendem a saliências e a perfurar as paredes do canal devido às suas superfícies de corte afiadas. A utilização de um fio liso durante a irrigação ultra-sónica in vitro foi tão eficaz como uma lima K na remoção de detritos. Além disso, os ultra-sons como adjuvante com EDTA melhorou a limpeza da parede do canal após a preparação do espaço pós em dentes tratados endodonticamente, especialmente na porção apical do espaço pós.[27]

Foram descritos na literatura dois tipos de irrigação por ultra-sons.

a)   O primeiro tipo é a combinação de **instrumentação ultra-sónica e irrigação** simultâneas **(IU).**

b)   O segundo tipo, frequentemente referido como **irrigação ultra-sónica passiva (PUI),** funciona sem instrumentação simultânea.

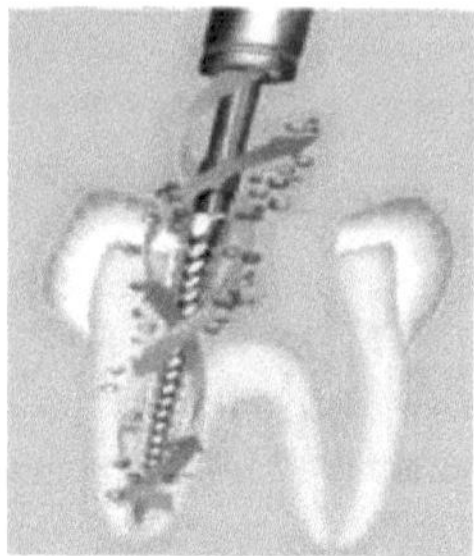

Fig. 74

Estudos sobre sistemas endossónicos mostraram que os dentes preparados por ultra-sons com dispositivos UI têm canais significativamente mais limpos do que os dentes preparados apenas com a limagem convencional do canal radicular (**Lee SJ et al.** *2004)*

No entanto, outros estudos não conseguiram demonstrar a superioridade da IU como técnica primária de limpeza e moldagem *(Ahmad et al.1987).* Estes resultados podem ser atribuídos à limitação do movimento vibratório e à eficácia de limpeza de uma lima ultra-sónica no espaço do canal radicular não alargado. Além disso, é difícil controlar o corte da dentina durante a IU e, consequentemente, a forma do canal radicular preparado.

Foram frequentemente produzidas perfurações em tiras, bem como canais com formas altamente irregulares. Pelo contrário, a literatura endodôntica sustenta que é mais vantajoso aplicar os ultra-sons após a conclusão da preparação do canal.

O termo **PUI (irrigação ultra-sónica passiva)** foi utilizado pela primeira vez por **Weller et al.** para descrever um cenário de irrigação em que não havia instrumentação, aplainamento ou contacto das paredes do canal com uma lima ou instrumento endodôntico. Com esta tecnologia não cortante, o potencial para criar formas aberrantes dentro do canal radicular foi reduzido. Durante a PUI, a energia é transmitida de uma lima oscilante ou de um fio liso para o irrigante no canal radicular por meio de ondas ultra-sónicas. Estas últimas induzem o fluxo acústico e a cavitação do irrigante.[104]

Consequentemente, a utilização de uma lima maior do que o tamanho 20 pode ser considerada fundamentalmente diferente do princípio básico da PUI. A eficácia de limpeza da PUI implica a remoção efectiva de resíduos de dentina, microrganismos (planctónicos ou em biofilme) e tecido orgânico do canal radicular. Devido ao fluxo ativo do irrigante, o seu potencial para contactar uma maior área de superfície da parede do canal será aumentado.

Métodos de aplicação de irrigantes durante a PUI

São utilizados dois métodos de lavagem durante a PUI

a) Descarga contínua de irrigante da peça de mão ultra-sónica

b) Técnica de lavagem intermitente através da utilização de uma seringa

Irrigação contínua por ultra-sons

• O cloro, que é responsável pela dissolução dos tecidos orgânicos e pela propriedade antibacteriana do NaOCl, é instável e é consumido rapidamente durante a primeira fase de dissolução dos tecidos, provavelmente em 2 minutos.

• Por conseguinte, é altamente desejável um sistema de distribuição melhorado que seja capaz de reabastecer continuamente os irrigantes dos canais radiculares.

• Recentemente, foi desenvolvido por Nusstein um adaptador para segurar agulhas numa peça de mão ultra-sónica.

• Durante a ativação ultra-sónica, é utilizada uma agulha de irrigação de calibre 25 em vez de uma lima endosónica. Isto permite que a ativação ultra-sónica seja realizada na definição de potência máxima sem causar a quebra da agulha.

A caraterística única deste adaptador de fixação de agulhas é que a agulha é simultaneamente activada pela peça de mão ultra-sónica, enquanto um irrigante é administrado a partir de um tubo intravenoso ligado através de um Luer-lok a uma seringa de administração de irrigação. O irrigante pode assim ser administrado apicalmente através da agulha num fluxo contínuo em vez de ser reabastecido intermitentemente a partir da abertura de acesso coronal. A utilização desta tecnologia de irrigação contínua para a irrigação final após a instrumentação manual/rotativa.

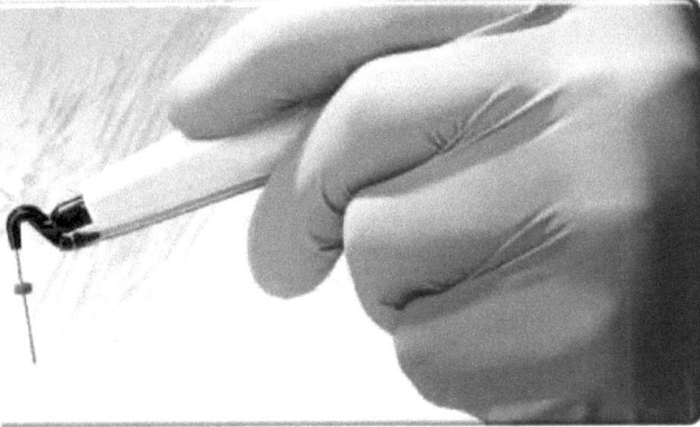

Fig. 75

Na **técnica de descarga intermitente**,

O irrigante é introduzido no canal radicular por uma agulha de seringa.

Em seguida, é ativado com a utilização de um instrumento de oscilação ultra-sónica.

O canal radicular é então lavado com irrigante fresco para remover os restos deslocados ou dissolvidos das paredes do canal.

Modo de ação:

4- A limpeza por ultra-sons foi inicialmente descrita como **Implosão ou Cavitação.**

A cavitação ocorre quando a lima ultra-sónica vibra num líquido para produzir compressão e rarefação alternadas de pressão sob a forma de crescimento e subsequente colapso violento de bolhas no fluido.

Desenvolve-se uma pressão negativa dentro das células expostas dos materiais intracanais (tecido pulpar, bactérias, detritos, metabolitos, substratos, etc.). Isto causa uma **implosão** ou

85

explosão interna que rompe estas células internamente e leva à sua destruição.[27]

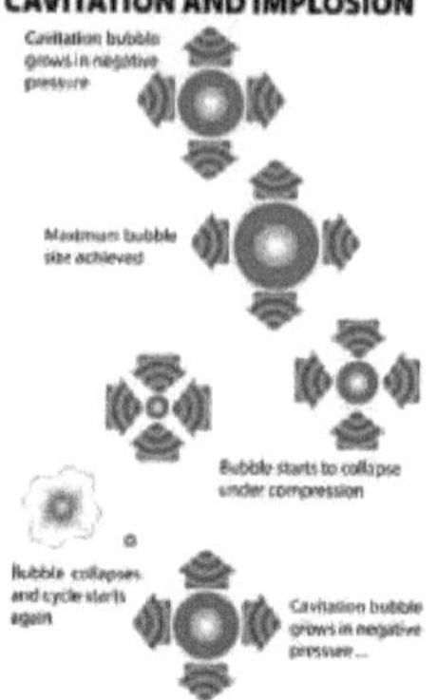

Fig 76

Uma vez que é utilizado um sistema de irrigação/aspiração no equipamento endodôntico para ultra-sons, a parte celular quebrada é lavada e depois removida do sistema de canais.

A cavitação acústica pode ser definida como a criação de novas bolhas ou a expansão, contração e/ou distorção de bolhas pré-existentes (os chamados núcleos) num líquido, estando o processo associado à energia acústica.

De acordo com **Roy et al.** *(1994),* dois tipos de cavitação podem ocorrer durante a PUI de canais radiculares: **cavitação estável e cavitação transitória.**

A cavitação estável pode ser definida como uma pulsação linear de corpos cheios de gás num campo de ultra-sons de baixa amplitude.

A cavitação transitória ocorre quando as bolhas de vapor sofrem pulsações altamente energéticas .[46]

Quando as pressões acústicas são suficientemente elevadas, as bolhas podem ser levadas inercialmente a um violento colapso, irradiando ondas de choque e gerando elevadas pressões e temperaturas internas de gás. A energia no ponto de colapso é, em alguns casos, suficiente para dissociar as moléculas de gás na bolha, que se recombinam radiativamente para produzir luz, um processo conhecido como **sonoluminescência** .[14]

A cavitação transitória só ocorre quando a lima pode vibrar livremente no canal ou quando a lima toca ligeiramente (não intencionalmente) na parede do canal (**Lumley et al.** 1993, **Roy et al.** 1994).

O aumento do contacto (intencional) com a parede do canal, como na IU, exclui a cavitação transitória. A propriedade da superfície da lima é importante para o aumento da cavitação (**Roy et al.** 1994).

No seu estudo, uma lima lisa com arestas vivas e uma secção transversal quadrada produziu significativamente mais cavitação transitória do que uma lima K normal. As bordas afiadas poderiam ter induzido a chamada cavitação de borda. A cavitação transitória era visível na extremidade apical e ao longo do comprimento da lima.

Quando a lima entrou em contacto com a parede do canal, a cavitação estável foi menos afetada do que a cavitação transitória e foi observada principalmente no ponto médio da lima (**Roy et al.** 1994).

Uma lima pré-formada introduzida num canal curvo tem mais probabilidades de produzir cavitação transitória do que uma lima reta (**Roy et al.** 1994).

Outros investigadores afirmam que a cavitação proporciona apenas um benefício menor na irrigação ultra-sónica, ou que não ocorre de todo (**Walmsley** 1987, **Ahmad et al.** 1988, **Lumley et al.** 1988).

Em 1975, **Ahmad** e o seu grupo descreveram outro mecanismo de limpeza por ultra-sons - o *Acoustical Streaming.*[27]

Ahmad afirmou que a cavitação não pode ocorrer num ambiente fechado como nos canais radiculares por duas razões:

J Para que a cavitação ocorra no canal radicular, a lima tem de vibrar com uma amplitude de deslocamento de, pelo menos, 135 micrómetros e a definição de potência na unidade endossónica era demasiado baixa para produzir esta amplitude.

J A cavitação também depende da amplitude de deslocamento livre da lima. Isto seria impossível de conseguir durante a instrumentação porque quando a lima entra em contacto com as paredes do canal haverá uma redução da amplitude.

Streaming acústico:

O fluxo acústico é produzido em torno de um objeto que oscila num líquido, ou seja, cria pequenos e intensos movimentos circulares do fluido (isto é, turbilhão; fluxo) em torno do instrumento.

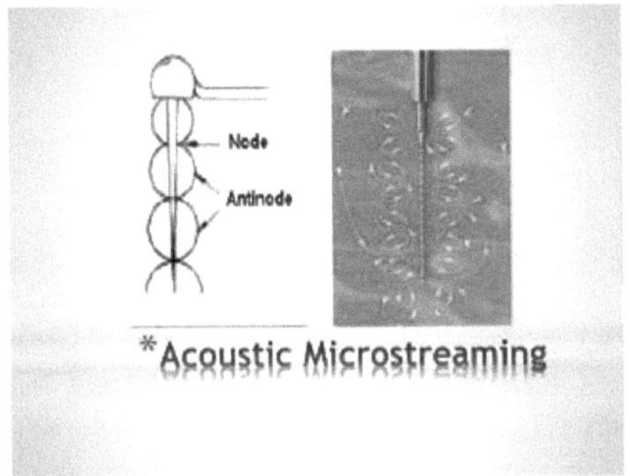

Fig. 77

O fluxo acústico é o movimento rápido de um fluido num movimento circular ou semelhante a um vórtice em torno de uma lima vibratória (**Walmsley** 1987). Caracteriza-se pela produção de grandes forças de cisalhamento que são capazes de desalojar ou desassociar pedaços de material.

O fluxo acústico gerado pela lima ajuda a reduzir o número de bactérias no canal, removendo a camada de esfregaço e os detritos que abrigam as bactérias, facilitando assim a sua remoção mecânica.[103]

A principal vantagem das limas ultra-sónicas é o facto de moverem o irrigante à volta do canal e penetrarem até à extensão mais apical do instrumento.

■ A amplitude do deslocamento é máxima na ponta da lima, causando provavelmente um fluxo direcional para a parte coronal do canal radicular *(***Ahmad et al.** 1987).[15]

■ Quando a lima toca a parede do canal radicular num antinódo, ocorre uma maior redução na amplitude do deslocamento em comparação com quando toca num nó (**Walmsley & Williams** 1989, **Lumley et al.** 1993).

■ Quando a lima não consegue vibrar livremente no canal radicular, o microfluxo acústico

87

torna-se menos intenso, no entanto, não pára completamente (**Ahmad et al.** 1988, 1992, **Lumley et al.** 1991, 1993, **Roy et al.** 1994).

■ O microfluxo acústico resultante depende inversamente da área de superfície da lima que toca a parede do canal radicular. Em canais curvos, a pré-formatação da lima resultará num microfluxo acústico mais potente (**Ahmad et al.** 1992, **Lumley et al.** 1992, **Lumley & Walmsey** 1992).

■ Uma lima pré-formada apresenta o mesmo padrão de nós e antinós que uma lima reta, tanto no ar como na geometria confinada de um canal radicular (**Lumley & Walmsley** 1992).

■ A intensidade do microfluxo acústico está diretamente relacionada com a velocidade do fluxo.

■ A equação que, em primeira aproximação, descreve a velocidade de escoamento é:

$$\mathbf{v = \omega \varepsilon\, 0/\alpha^2} \qquad (\#)$$

em que v é a velocidade de escoamento do líquido, ω é 2π vezes a frequência de condução, e_0 é a amplitude de deslocamento e a o raio do fio.

De acordo com a equação #, pode concluir-se que quanto mais fino for o ficheiro, quanto maior for a frequência e quanto maior for a amplitude de deslocamento do ficheiro, maior será a velocidade de fluxo e mais potente será o microfluxo acústico.

O fluxo de cisalhamento causado pelo microstreaming acústico produz tensões de cisalhamento ao longo da parede do canal radicular, o que pode remover detritos e bactérias da parede. A tensão de cisalhamento é expressa na seguinte equação (**Ahmad et al.** 1988)[15]

$$T = qy = qV/\hat{o} = qQ8\, 0/a\hat{o}^2$$

onde Π é a viscosidade cinemática do líquido, V a velocidade de escoamento (da equação #) e δ a espessura da camada limite.

Frequência e intensidade

As propriedades do material ultrassónico determinam a frequência do instrumento oscilante, que, na prática dentária, é fixada em 30 kHz. A intensidade ou o fluxo de energia, expresso em unidades de Watt cm2, do instrumento oscilante pode ser ajustado através da definição da potência. Uma frequência mais elevada deve, em princípio, resultar numa maior velocidade de fluxo do irrigante. Isto, por sua vez, resulta num fluxo acústico mais potente. O aumento da intensidade não resulta num aumento linear da amplitude de deslocamento da lima oscilante.

4- Os efeitos e a utilização dos PUI

♦ *PUI versus irrigação com seringa*

Após a modelação do canal radicular, a limpeza pode ser concluída com PUI ou com uma irrigação final com uma seringa. Dos estudos em que a PUI e a irrigação com seringa foram comparadas, pode concluir-se que a PUI é mais eficaz na remoção de restos de tecido pulpar e de detritos de dentina

(**Goodman et al.** 1985, **Cameron** 1987, **Metzler & Montgomery** 1989, **Cheung & Stock** 1993, **Lee et al.** 2004, **Gutarts et al.** 2005, **Passarinho-Neto et al.** 2006) e bactérias planctónicas (**Sjogren & Sundqvist** 1987, **Huque et al.** 1998, **Spoleti et al.** 2003, **Weber et al.** 2003).

♦ *PUI com NaOCl como irrigante*

Durante a PUI, o NaOCl remove significativamente mais smear layer ou bactérias da smear layer artificial, tecido pulpar ou detritos de dentina do canal radicular do que a água (**Cameron** 1987, **Metzler & Montgomery** 1989, **Cheung & Stock** 1993, **Heard & Walton** 1997, **Tu "rku "n & Cengiz** 1997, **Huque et al.** 1998, **Van der Sluis et al.** 2006).

O aumento significativo da capacidade de dissolução do material orgânico pelo NaOCl, quando este é agitado por ultra-sons (**Moorer & Wesselink** 1982) ou quando a temperatura aumenta devido aos ultra-sons (**Cunningham & Balekjian** 1980, **Cameron** 1988, **Ahmad** 1990) pode ser uma explicação para o melhor desempenho do NaOCl.

Quando se utiliza uma maior concentração de NaOCl, a eficácia parece aumentar (**Tu" rku "n & Cengiz** 1997, **Huque et al.** 1998).

♦ *Remoção de bactérias*

A PUI resulta numa redução significativa de bactérias (**Martin** 1976, **Collinson & Zakariasen** 1986, **Ahmad** 1989), ou apresenta resultados significativamente melhores do que a irrigação com seringa (**Sjo "gren & Sundqvist** 1987, **Huque et al.** 1998, **Spoleti et al.** 2003, **Weber et al.** 2003).

Apenas no estudo de **Siqueira et al.** (1997)[6] a diferença não foi significativa. No estudo de **Huque et al.** (1998), a PUI com 2% de NaOCl como irrigante removeu quase completamente diferentes tipos de bactérias planctónicas de um canal de faces paralelas por um efeito de fluxo através dos túbulos dentinários. Os estudos sobre o efeito antibacteriano da PUI têm-se centrado na remoção de bactérias planctónicas através do efeito de lavagem. Os mecanismos físicos que descrevem o efeito da irrigação ultra-sónica nos biofilmes no canal radicular são desconhecidos, embora a cavitação tenha demonstrado ser capaz de destruir ou mesmo remover um biofilme (**Ohl et al.** 2006).[13]

♦ *Remoção da camada de esfregaço*

Os estudos sobre a remoção da smear layer por PUI são inconclusivos. No entanto, os vários estudos selecionaram diferentes tipos e concentrações de solução irrigante. Quando foi utilizado NaOCl a 3%, **Cameron** (1983) encontrou uma remoção completa da smear layer com 3 e 5 minutos de PUI; os resultados foram confirmados num estudo subsequente (**Cameron** 1987). **Alac^am** (1987) conseguiu remover completamente a smear layer após 3 min de PUI com NaOCl a 5% e **Huque et al.** (1998) após 20 s de PUI com NaOCl a 2%. Uma solução de NaOCl a 5% durante 3 min de PUI pode remover mais smear layer do que NaOCl a 0,5% da parte apical e média do canal radicular **Cheung & Stock** (1993) não conseguiram remover completamente a smear layer usando 10 s de PUI com NaOCl a 1%, embora a PUI tenha sido significativamente melhor do que a irrigação com seringa. Nos estudos de **Ciucchi et al.** (1989) e **Abbott et al.** (1991), o ultrassom não melhorou a remoção da smear layer quando o EDTA ou uma combinação de EDTA e NaOCl foi usado como irrigante. Por outro lado, a PUI podia melhorar significativamente a remoção da smear layer do Savlon (0,03% de clorexidina, 0,3% de cetrimida). A PUI com água como irrigante é incapaz de remover a smear layer (**Cameron** 1983, 1987b, **Heard & Walton** 1997, **Tu "rku "n & Cengiz** 1997, **Huque et al.** 1998).

♦ *PUI em canais curvos*

A PUI também pode ser eficaz em canais curvos (**Goodman et al.** 1985, **Metzler & Montgomery** 1989, **Jensen et al.** 1999, **Sabins et al.** 2003, **Gutarts et al.** 2005) e o melhor resultado é obtido quando a lima é pré-curvada (**Ahmad et al.** 1992, **Lumley & Walmsley** 1992). Nos estudos de **Goodman et al.** (1985), **Metzler & Montgomery** (1989), **Jensen et al.** (1999), **Sabins et al.** (2003), **Gutarts et al.** (2005), foi examinada a porção apical do canal radicular, ou seja, abaixo da curva.

Quando comparada com a irrigação com seringa (**Goodman et al.** 1985, **Metzler & Montgomery** 1989, **Gutarts et al.** 2005), a PUI teve um desempenho significativamente melhor.

♦ *PUI e a limpeza do istmo*

Alguns estudos avaliaram especificamente a eficácia de limpeza da PUI no istmo que corre entre dois canais.

Os seus resultados confirmam um istmo significativamente mais limpo quando a PUI é utilizada em comparação com a irrigação com seringa (**Goodman et al.** 1985, **Metzler & Montgomery** 1989, **Gutarts et al.**

2005), o que demonstra que a PUI tem o potencial de remover tecido pulpar e restos de dentina de áreas remotas do sistema de canais radiculares não tocadas por instrumentos endodônticos.

◆ *Irrigação por ultra-sons versus irrigação sónica*

A irrigação sónica é diferente da irrigação ultra-sónica porque funciona com uma frequência mais baixa. Na aplicação sónica, as frequências variam entre 1000 e 6000 Hz. Consequentemente, de acordo com a equação 1 ($v =\omega\varepsilon 20/\alpha$), a velocidade de fluxo do irrigante será menor. Além disso, os padrões de oscilação dos instrumentos sónicos são diferentes. Têm um nó perto da fixação da lima e um antinó na ponta da lima. Quando o movimento da lima sónica é limitado, o movimento lateral desaparece, mas resulta numa vibração longitudinal (**Lumley et al.** 1996).

Dois estudos relatam que a PUI removeu mais detritos de dentina do canal radicular do que a irrigação sónica (**Stamos et al.** 1987, **Sabins et al.** 2003), enquanto que num estudo não foi encontrada nenhuma diferença significativa (**Jensen et al.** 1999). No estudo de **Jensen et al.** (1999), no entanto, a pré-moldagem das limas não foi mencionada e isso pode explicar os seus resultados. A relação positiva entre a velocidade e a frequência do fluxo pode explicar a maior eficiência da PUI em relação à irrigação sónica .[53]

◆ *Aquecimento do irrigante e da superfície radicular durante a PUI*

Cameron (1988) relatou um aumento da temperatura intracanal de 37 a 45 C perto da ponta do instrumento e de 37 C longe da ponta quando o irrigante foi ativado por ultra-sons durante 30 s sem reabastecimento. Foi registado um efeito de arrefecimento de 37 a 29 C quando o irrigante foi reabastecido com um fluxo contínuo de irrigante. A temperatura do irrigante era de 25 C. A temperatura externa estabilizou em 32 C durante um fluxo contínuo do irrigante e atingiu um máximo de 40 C em 30 s sem fluxo contínuo. **Ahmad** (1990) relatou um aumento médio da temperatura de 0,6 C durante um fluxo contínuo de irrigante. A temperatura inicial do irrigante era de 20 C. Um aumento de temperatura dentro destes intervalos não causará aumentos de temperatura patológicos no ligamento periodontal.

◆ *Parâmetros PUI*

Conicidade da lima e diâmetro do canal radicular

A conicidade e o diâmetro do canal radicular têm influência na eficácia da PUI na remoção de restos de dentina do canal radicular. Nos estudos de **Lee et al.** (2004) e **Van der Sluis et al.** (2005), foram efectuados 3 min de PUI com NaOCl a 2% em cada canal. A partir dos seus resultados, pode concluir-se que, dentro de certos limites (tamanho 20, conicidade 0,04 a tamanho 20, conicidade 0,10), quanto maior for a conicidade, mais resíduos de dentina podem ser removidos.[104]

Aplicação de irrigante durante a PUI

Podem ser utilizados dois métodos de lavagem durante a PUI, nomeadamente uma lavagem contínua de irrigante a partir da peça de mão ultra-sónica ou um método de lavagem intermitente utilizando uma seringa (**Cameron** 1988). No método de lavagem intermitente, o irrigante é injetado no canal radicular por uma seringa e reabastecido várias vezes após cada ativação ultra-sónica. Durante a ativação ultra-sónica, um instrumento que oscila ultrasonicamente (lima ou fio liso) ativa o irrigante no canal radicular, de modo a que os microrganismos, os resíduos de dentina e o tecido orgânico se soltem da parede do canal radicular e sejam absorvidos ou dissolvidos no irrigante (**Weller et al.** 1980, **Moorer & Wesselink** 1982). De seguida, o canal radicular é lavado com 2 mL de irrigante fresco para remover os restos do canal radicular. Ambos os métodos de lavagem foram igualmente eficazes na remoção de resíduos de dentina do canal radicular num modelo ex vivo, quando o tempo de irrigação foi fixado em 3 min (**Van der Sluis et al.** 2006).

Druttman & Stock (1989) concluíram que, utilizando um fluxo contínuo de irrigante, a substituição do irrigante no sistema de canais radiculares é mais suscetível de ser influenciada pelo tempo do que pelo volume utilizado (**Druttman & Stock** 1989). Este facto é confirmado por um estudo de **Passarinho-Neto et al.** (2006), onde 5 min de PUI removeram mais resíduos de dentina do canal radicular do que 1 min utilizando um fluxo contínuo de NaOCl, quando o volume era o mesmo em ambos os grupos. Quando o irrigante é injetado no canal radicular por uma seringa, a quantidade de irrigante que flui através da região apical do canal pode ser controlada porque tanto o volume como a profundidade de penetração da seringa são conhecidos, o que não é possível utilizando a descarga contínua da peça de mão. O fluxo apical é importante porque a reposição frequente de NaOCl é essencial.

Tempo de irrigação

A influência do tempo de irrigação na eficácia da PUI não é clara. Um estudo afirmou uma maior remoção da smear layer após 5 min de PUI em oposição a 3 min (**Cameron** 1983). No estudo de **Sabins et al.** (2003), não foi encontrada diferença significativa entre 30 e 60 s de PUI na remoção de detritos de dentina do canal radicular. No seu estudo, em vez de um fluxo contínuo de NaOCl durante a PUI, o NaOCl foi injetado no canal radicular por uma seringa e não foi renovado durante a ativação ultra-sónica do NaOCl.[106]

PUI com um fio liso

Um fio liso é tão eficaz como uma lima de corte normal na remoção de resíduos de dentina durante a PUI (**Van der Sluis et al.** 2005). Parece preferível usar um fio liso durante a PUI porque não corta intencionalmente a parede do canal radicular e pode, portanto, evitar formas aberrantes do canal radicular ou perfuração da raiz (apical) (**Mayer et al.** 2002). Vários estudos (**Weller et al.** 1980, **Cameron** 1983, **Goodman et al.** 1985, **Cameron** 1987, **Tu "rku "n & Cengiz** 1997, **Mayer et al.** 2002, **Gutarts et al.** 2005) utilizaram fios lisos e demonstraram a sua eficácia durante a PUI. O fio liso utilizado no estudo de **Gutarts et al.** (2005) era, de facto, uma agulha oca activada por ultra-sons, através da qual o irrigante era introduzido no canal radicular .[107]

d) Dispositivos de alternância de pressão

Existem 2 fenómenos aparentemente dilemáticos associados à aplicação de irrigantes com agulha de seringa convencional. É desejável que os irrigantes estejam em contacto direto com as paredes do canal para um desbridamento eficaz dos detritos e remoção da camada de esfregaço. No entanto, é difícil para estes irrigantes chegarem às porções apicais dos canais devido ao aprisionamento de ar, quando as pontas das agulhas são colocadas demasiado longe da extremidade apical dos canais.

Por outro lado, se as pontas das agulhas forem posicionadas demasiado perto do forame apical, existe uma maior possibilidade de extrusão do irrigante a partir do forame, o que pode resultar em danos iatrogénicos graves nos tecidos periapicais. A administração concomitante de irrigante e a aspiração através da utilização de dispositivos de alternância de pressão constituem uma solução plausível para este problema.

Protocolos experimentais iniciais

■   A primeira utilização experimental de uma técnica de irrigação por alternância de pressão foi a tecnologia de não-instrumentação (NIT) inventada por **Lussi et al**.[16]

Esta técnica não alargou os canais radiculares porque não houve instrumentação mecânica das paredes do canal. Em vez disso, o desbridamento do canal e a dissolução de detritos orgânicos, incluindo a matriz de colagénio da pré-dentina, foram alcançados apenas com a utilização de NaOCl de baixa concentração que foi introduzido e removido do canal utilizando campos de pressão subambiente alternados.

Este último criou a implosão de bolhas e a turbulência hidrodinâmica que facilitou a penetração do NaOCl nas ramificações do canal.

Embora a NIT tenha sido única e bem sucedida in vitro na criação de canais limpos, a técnica não foi considerada segura in vivo.

■   Outro sistema experimental de irrigação por alternância de pressão foi introduzido por **Fukumoto et al**.[108]

Este sistema é composto por uma agulha de injeção e uma agulha de aspiração ligada a um localizador apical. A pressão de aspiração da unidade foi mantida a -20 kPa. O dispositivo foi avaliado utilizando diferentes posições de colocação da agulha de injeção e da agulha de aspiração para a eficácia da remoção da smear layer do terço apical das paredes do canal e a frequência de extrusão de NaOCl do forame apical. Os resultados mais fiáveis foram obtidos quando o NaOCl foi introduzido utilizando uma agulha de injeção colocada coronalmente e aspirado através da colocação da agulha de aspiração a 2 mm do ápice. De particular importância foi o facto de que, quando a agulha de aspiração foi colocada a 2 ou 3 mm da extremidade apical da raiz, as leituras do Root ZX registaram um valor de 0,5, indicando que o irrigante tinha atingido a extremidade instrumentada do delta apical.

4- *Efeito de bloqueio do vapor*

O aprisionamento de ar por uma frente de líquido que avança em microcanais fechados é um fenómeno físico bem conhecido. A capacidade de um líquido penetrar nestes canais fechados depende do ângulo de contacto do líquido e da profundidade e dimensão do canal. Em todas as circunstâncias, estes microcanais fechados acabarão por ser inundados após um período de tempo suficiente (horas a dias). Este fenómeno de aprisionamento de ar e o período de tempo em que ocorre a inundação completa tem implicações clínicas práticas quando os irrigantes são administrados utilizando agulhas de seringa a partir do terço coronal ou médio de um canal radicular. Uma vez que a irrigação endodôntica é realizada num período de tempo de minutos em vez de horas ou dias, o aprisionamento de ar na porção apical do canal pode impedir que esta região entre em contacto ou seja desinfectada pelo irrigante.

O fenómeno físico acima mencionado tem sido referido como o efeito de bloqueio de vapor na literatura endodôntica. No estudo clássico de **Senia et al**, eles demonstraram que o NaOCl não se estendeu mais do que 3 mm do comprimento de trabalho, mesmo após o ápice da raiz ter sido aumentado para um tamanho 30.[109] Isto pode ser atribuído ao facto de o NaOCl reagir com material orgânico no canal radicular e formar rapidamente microbolhas de gás na terminação apical, que coalescem num bloqueio de vapor apical com a instrumentação subsequente.

Uma vez que o bloqueio de vapor apical não pode ser deslocado dentro de um período de tempo clinicamente relevante através de acções mecânicas simples, impede que mais irrigantes fluam para a região apical. Mais importante ainda, o microfluxo acústico e a cavitação só podem ocorrer numa fase líquida. Por conseguinte, assim que uma ponta sónica ou activada por ultra-sons deixa o irrigante e entra no bloqueio de vapor apical, o microfluxo acústico e/ou a cavitação tornam-se fisicamente impossíveis. Um método simples para interromper o bloqueio de vapor pode ser conseguido através da utilização de um material de preenchimento radicular bem ajustado ativado manualmente (por exemplo, uma ponta de guta-percha de tamanho 40, conicidade 0,06) que é introduzido no comprimento de trabalho após a instrumentação com o instrumento rotativo de níquel-titânio correspondente (ou seja, tamanho 40, conicidade 0,06). Este método, embora incómodo, elimina o bloqueio de vapor porque o espaço anteriormente ocupado pelo ar é substituído pelo material de preenchimento da raiz, levando consigo uma película de irrigante para o comprimento de trabalho.[27]

Um **"Sistema Fechado"**, se não for concebido de forma óptima ou meticulosamente executado, comporta-se como um **"Sistema Aberto"** que põe em causa a credibilidade dos resultados. Por exemplo, um hipotético "Sistema Fechado" que consiste em estabilizar a metade inferior longitudinal de uma raiz completamente desmineralizada em silicone macio e cobrir a metade superior com salicilato de metilo para impedir a opacificação da raiz limpa, funciona como um "Sistema Aberto" mesmo quando o ápice permanece coberto por silicone. Isto permite o fluxo de um irrigante contendo corante através dos canais laterais e do forame apical quando este é administrado sob pressão positiva. Da mesma forma, um cenário hipotético que consiste na lavagem pós-extração de um irrigante através de um forame apical não selado para remover o sangue que entra no espaço do canal durante a extração do dente, descolora o bloqueio de vapor in vivo original e revoga o objetivo de examinar a eficácia do desbridamento num "Sistema Fechado".

* Uma vez que a qualidade do desbridamento entre um sistema "Fechado" e um sistema "Aberto" não foi avaliada simultaneamente num único estudo, é duvidoso que as conclusões derivadas de estudos com um mecanismo não especificado ou ambíguo para restringir o fluxo de fluido através do forame apical sejam tão relevantes do ponto de vista clínico como as dos estudos que adoptaram um sistema robusto de "Sistema Fechado".[27]

e) <u>*ENDOVAC*</u>

Concebido pelo **Dr. G. John Schoeffel** após quase uma década de investigação, o sistema de irrigação EndoVac (Discus Dental) foi desenvolvido como um meio de irrigar e remover detritos para a constrição apical sem forçar a solução para fora do ápice para o tecido periapical.

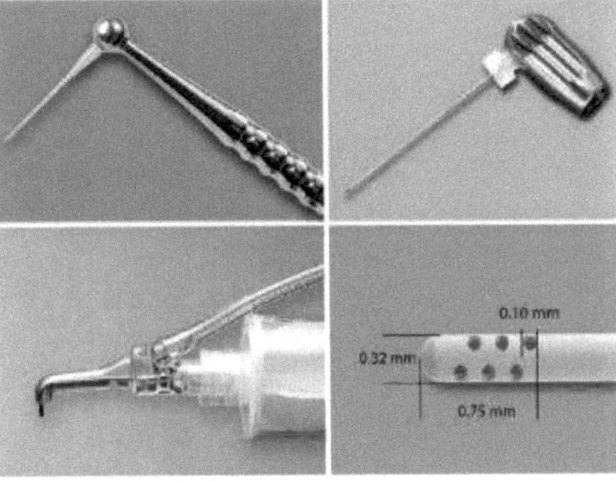

• O sistema utiliza pressão negativa apical através do sistema de sucção de alto volume da clínica, permitindo uma irrigação completa com grandes volumes de solução de irrigação.

• A melhor forma de remover a smear layer é irrigar os canais com NaOCl (hipoclorito de sódio) seguido de uma solução de EDTA a 17%. Enquanto o NaOCl dissolve o componente orgânico da smear layer, expondo os túbulos dentinários que revestem as paredes do canal, o EDTA, um agente quelante, dissolve a porção inorgânica da dentina, abrindo os túbulos dentinários.[70]

• A alternância entre os dois irrigantes à medida que a instrumentação está a ser efectuada permitirá a remoção de mais detritos orgânicos para o interior dos túbulos, aumentando a resistência à penetração bacteriana quando o canal estiver obturado.

• Estudos sugerem que a troca regular e o uso de grandes quantidades de irrigante devem manter a eficácia antibacteriana da solução de NaOCl, compensando os efeitos da concentração. Assim, parece que o volume é mais crítico para a desinfeção do canal durante o tratamento do que a concentração do irrigante .[8]

Pressão positiva versus pressão negativa apical

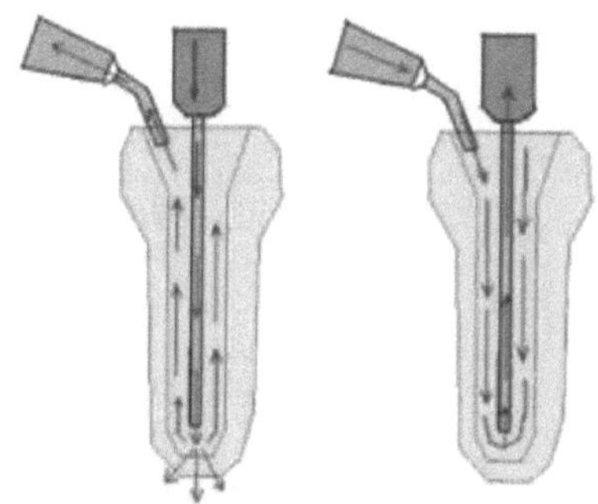

Fig. 79

A irrigação, no que diz respeito ao tratamento endodôntico, envolve a colocação de uma solução de irrigação no sistema de canais e a sua evacuação do dente. Tradicionalmente, isto envolve a colocação de uma agulha de porta terminal ou de porta lateral no canal e a saída da solução da agulha para ser aspirada coronalmente. Isto cria um sistema de pressão positiva com força criada na extremidade da agulha, o que pode levar a que a solução seja forçada para os tecidos periapicais. Uma vez que algumas soluções de irrigação, como o hipoclorito de sódio, têm o potencial de causar lesões nos tecidos (que podem ser extensas) quando entram em contacto com o tecido periapical e a sua comunicação com os espaços tecidulares, a irrigação por pressão positiva tem os seus riscos.

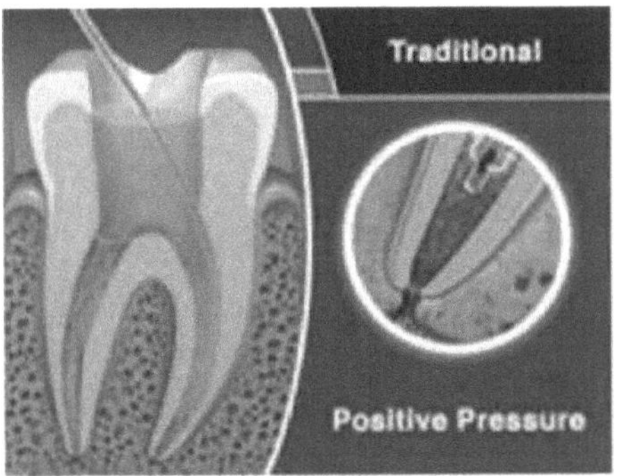

Fig. 80

Chow conseguiu demonstrar, já em 1983, que a irrigação com pressão positiva tem pouco ou nenhum efeito apicalmente ao orifício da agulha.[110] Este facto é realçado no seu paradigma sobre irrigação endodôntica: "para que a solução seja mecanicamente eficaz na remoção de todas as partículas, tem de: (a) atingir o ápice; (b) criar uma força de corrente; e (c) transportar as partículas para longe".

Um sistema de irrigação por pressão negativa apical, por outro lado, não cria uma força positiva na ponta da agulha, pelo que os potenciais acidentes podem ser eliminados. Num **sistema de irrigação por pressão negativa apical**, a solução de irrigação é expressa coronalmente e a sucção na ponta da agulha de irrigação no ápice cria um fluxo de corrente pelo canal em direção ao ápice e é puxada para cima pela agulha. Mas a verdadeira pressão negativa apical só ocorre quando a agulha (cânula) é utilizada para aspirar os irrigantes da terminação apical do canal radicular. A sucção apical puxa a solução de irrigação pelas paredes do canal em direção ao ápice, criando uma força de corrente turbulenta rápida em direção ao terminal da agulha.

Haas e **Edson** descobriram que "os dentes irrigados com pressão apical negativa não apresentavam fugas apicais. Enquanto que os dentes irrigados com pressão positiva tiveram uma fuga média de 2,41 ml em 3 ml". Um estudo efectuado por **Fukumoto** constatou que a utilização de pressão apical negativa provocou uma menor extrusão de irrigante do que a irrigação com agulha (pressão positiva) quando ambas foram colocadas a 2 mm do comprimento de trabalho.[108]

Sistema de irrigação endodôntica EndoVac

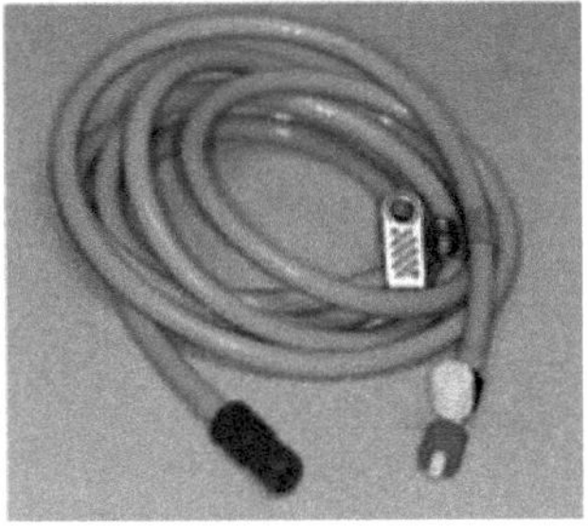

Fig 81

Conjunto de mangueira Hi-Vac com conetor para praticar a sucção de grande volume (extremidade preta) e conetor em "T" (extremidade vermelha/branca).

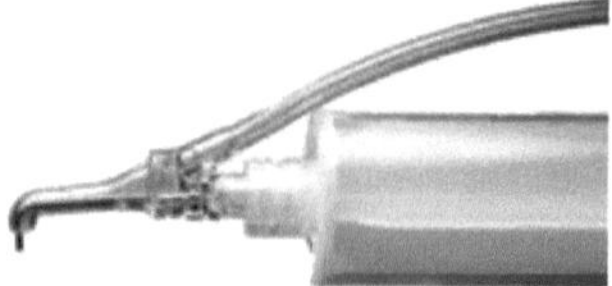

Fig 82

Ponta EndoVac Master Delivery (irrigação-sucção) numa seringa descartável.

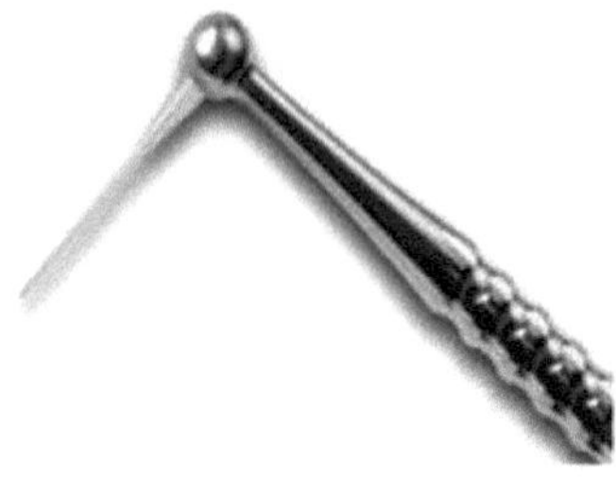

Fig 83

EndoVac MacroCannula na peça de mão de titânio

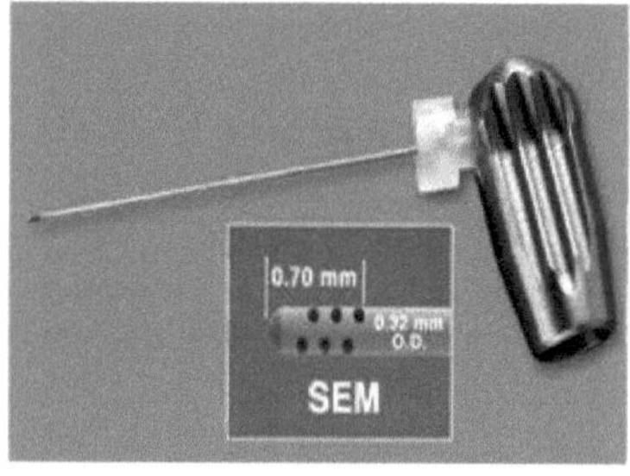

Fig 84

EndoVac Micro Cannula na ponteira e em grande plano mostrando a extremidade romba com
múltiplos
microfuros laterais.

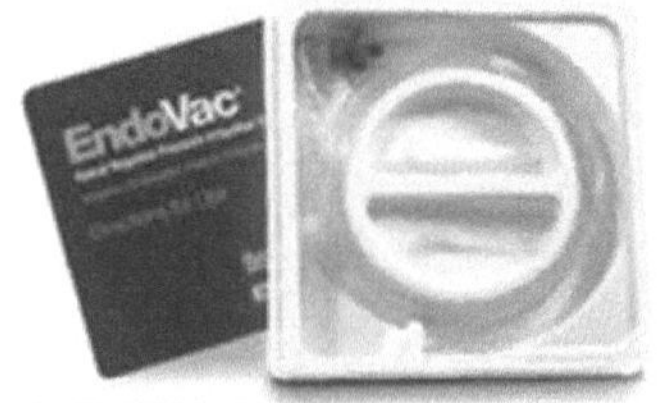

Fig. 85

Embalagem EndoVac de utilização única

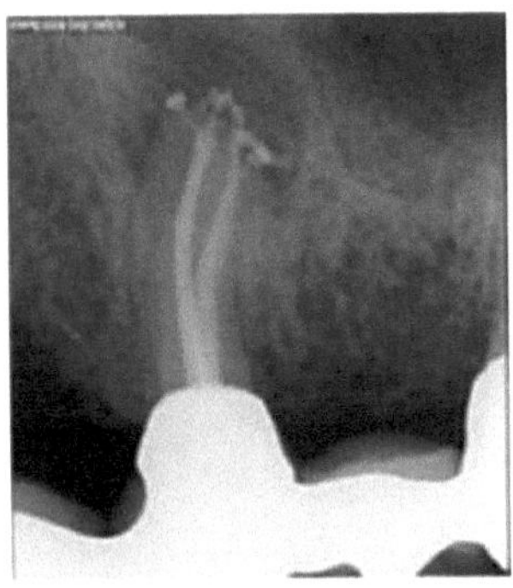

Fig 86

Obturação da anatomia apical após irrigação com o sistema EndoVac demonstrando a anatomia lateral (Cortesia do Dr. Richard Rubinstein, Farmington Hills, Michigan)

O sistema Endo Vac consiste num conjunto adaptador Hi-Vac que se liga à mangueira de aspiração de grande volume no bloco operatório numa extremidade e tem um conetor em "T" na outra extremidade.

O conetor em "T" permite a utilização de uma ponta de irrigação-sucção Master Delivery com uma seringa descartável cheia de solução de irrigação, e uma Macro-Cânula ou Micro-Cânula é ligada e utilizada simultaneamente com a ponta Master Delivery durante o tratamento.[46]

A Macro Cannula de plástico é colocada numa peça de mão de titânio, que está ligada a um tubo que se liga ao conetor em "T". Esta é utilizada para a remoção de detritos grosseiros.

A Microcânula é uma ponta de sucção metálica disponível em comprimentos de 25 ou 31 mm com 12 microfuros nos 0,7 mm terminais da ponta, permitindo a remoção de partículas com 100 mícrones ou menos até à constrição apical.

Esta ponta encaixa numa ponteira metálica e está ligada ao conetor em "T" através de um tubo. As forças da corrente turbulenta desenvolvidas pela Microcânula fluem rapidamente para os microfuros na extremidade, que podem ser colocados a uma distância de 0,2 mm de todo o comprimento de trabalho. O vácuo formado na ponta da Microcânula é capaz de atingir cada um dos objectivos **de Chow** no seu paradigma de irrigação.[8]

O sistema é fornecido em embalagens de utilização única que contêm uma ponta Master Delivery, uma Macro Cânula, uma Micro Cânula e um conjunto de tubos.[8]

Nielsen e **Baumgartner** descobriram que o volume de irrigante fornecido com o sistema Endo Vac era significativamente superior ao volume fornecido com a irrigação por agulha durante o mesmo período de tempo.

Além disso, relataram um desbridamento significativamente melhor a 1 mm do comprimento de trabalho para o sistema Endo Vac em comparação com a irrigação com agulha. Uma vez que uma das leis da física afirma que "apenas um objeto pode ocupar um espaço de cada vez", se os restos de tecido puderem ser removidos dos canais laterais, deltas apicais e barbatanas dentro do sistema de canais, estas áreas podem ser preenchidas com material de obturação, proporcionando uma melhor vedação e inibindo a entrada ou saída de bactérias do sistema de canais.

O sistema de irrigação Endo Vac, tal como **Nielsen** e **Baumgartner** demonstraram, é capaz de limpar melhor o ápice onde outros métodos e sistemas de irrigação não foram capazes de fazer um trabalho tão completo.[37]

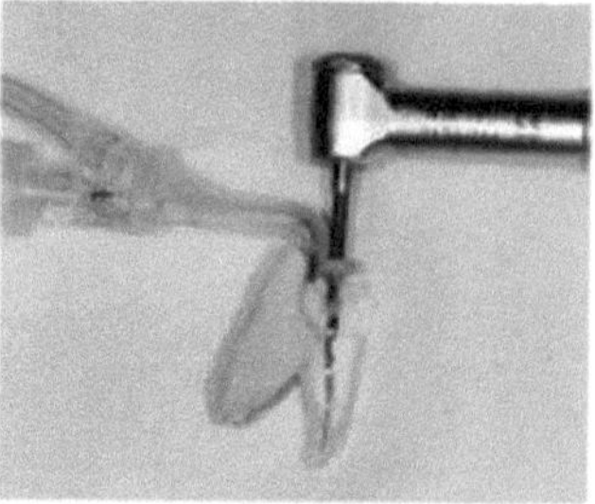

Fig 87

A ponta Master Delivery está a ser utilizada para fornecer irrigação constante à medida que o canal é instrumentado.

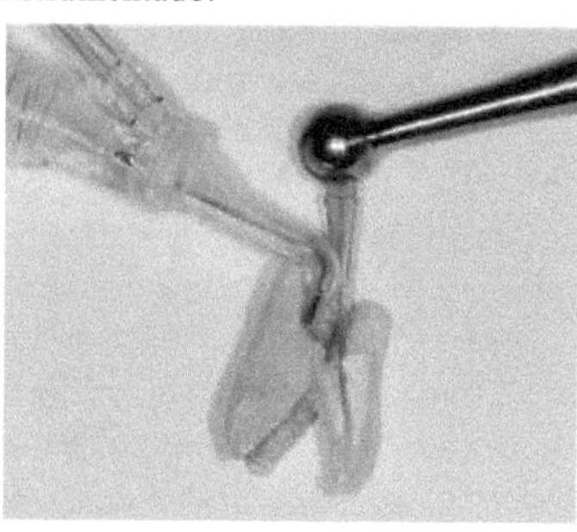

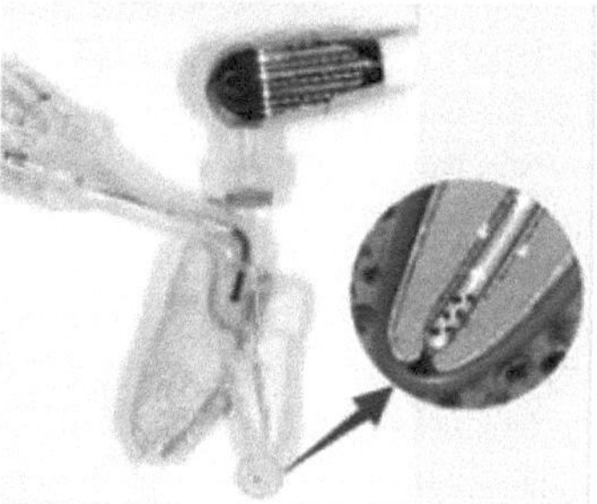

Fig 88   **Fig 89**

Utilização da microcânula do sistema EndoVac mostrando a colocação da ponta na extremidade apical da raiz.

Após a remoção do teto da câmara e a exposição da polpa, a ponta Master Delivery é utilizada para fornecer irrigação frequente e abundante à medida que os orifícios são identificados e explorados. Durante a instrumentação, a ponta Master Delivery é colocada na parte coronal para fornecer solução de irrigação fresca e ajudar na remoção de detritos que são trazidos coronalmente à medida que a lima rotativa é utilizada no canal.

A vantagem da ponta Master Delivery é que, com uma única ponta no acesso ao dente, a visibilidade não é bloqueada e podem ser utilizados grandes volumes de solução de irrigação.

A Macro Cannula é utilizada para remover detritos grosseiros após a instrumentação e é utilizada em combinação com a ponta Master Delivery, que fornece a solução de irrigação. É criada uma pressão negativa apical à medida que a solução de irrigação é puxada para baixo do canal em direção ao ápice, à medida que é expelida pela ponta Master Delivery e depois é puxada para cima pela Macro-Cânula.

A Macro Cannula é levada até ao comprimento total de trabalho e movida 2 mm com uma ação "para cima e para baixo" de seis em seis segundos, à medida que cada canal é lavado. Esta ação para cima e para baixo remove o micro-gás

bolhas formadas durante a hidrólise dos tecidos. A microcânula é utilizada com uma combinação de três lavagens com NaOCL (6%) e EDTA (17%).

O EndoVac funciona em qualquer configuração de canal com uma forma de, pelo menos, um tamanho 35 com uma conicidade de 0,04 ou superior.

Para evitar a obstrução dos orifícios finos no terminal apical, não utilize a microcânula até que a irrigação completa tenha sido efectuada com a macrocânula e todos os instrumentos tenham sido concluídos.[46]

f) RINSENDO

O sistema RinsEndo (Durr Dental Co) baseia-se num mecanismo de pressão-sucção com cerca de 100 ciclos por minuto.

Kit RinsEndo

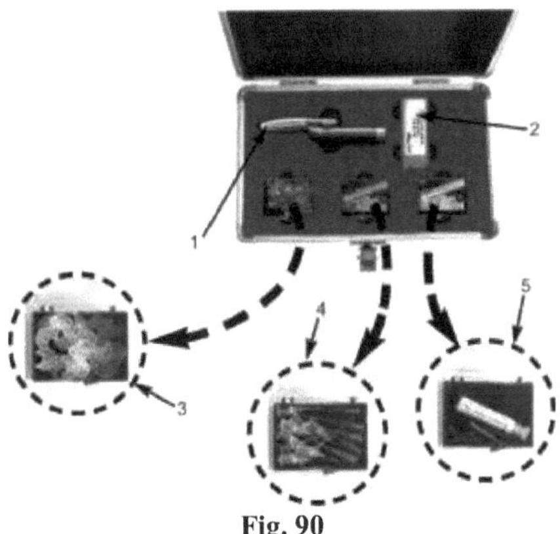

Fig. 90

É constituído por:

1   Peça de mão Rinsendo
2   Adaptador de acoplamento selecionado pelo dentista
3   Kit de proteção
4   Kit de cânulas
5   Kit de vedação com lubrificante de silicone
6   Seringa de 10 ml
7   Manual de instruções

Peça de mão Rinsendo sem adaptador de acoplamento:

Esta peça de mão ergonómica é composta por um corpo em titânio e uma pega em plástico moldado. O corpo aceita a ligação da cânula e da seringa, enquanto o interior do corpo contém o pistão acionado por ar que cria uma ação de lavagem para enxaguar os canais radiculares. A pega de plástico preto contém o gerador de impulsos e também fornece uma cavidade que aceita a instalação de um adaptador de acoplamento selecionado pelo dentista.

Kit adaptador de acoplamento selecionado pelo dentista:

Contém o kit de adaptador de acoplamento selecionado, embalado num tubo de plástico. Os kits disponíveis incluem KaVo®/Midwest®, Sirona®, W&H®, Star® e um acoplamento universal de conexão rápida de quatro linhas. O adaptador de acoplamento selecionado é instalado na cavidade de acoplamento do punho da peça de mão Rinsendo para ligação ao acoplamento da turbina do fabricante específico.

Kit de proteção:

Contém 20 protectores numa caixa de plástico. O protetor funciona como um escudo contra salpicos. Cada protetor tem 0,55 polegadas de diâmetro e contém um orifício pré-perfurado localizado centralmente para inserir uma cânula. Um entalhe no protetor permite o acesso a um tubo ejetor de saliva.[27]

Kit de cânulas:

Contém 20 cânulas de utilização única especialmente concebidas numa caixa de plástico. Cada cânula é um tubo de aço inoxidável de 0,018 polegadas de diâmetro com conetor luer moldado, medindo 1,2 polegadas de comprimento total. A cânula possui um corte axial de 51° com 0,25 polegadas de comprimento para evitar que a saída bloqueie o canal radicular.

Kit de vedação com lubrificante de silicone:

Fornecido numa caixa de plástico, este kit contém O-Rings e um tubo de silicone. Os O-Rings e o silicone são utilizados para a manutenção do pistão.

Seringas descartáveis:

Três seringas excêntricas descartáveis utilizadas para introduzir o agente de limpeza ativo no sistema.

Trabalho

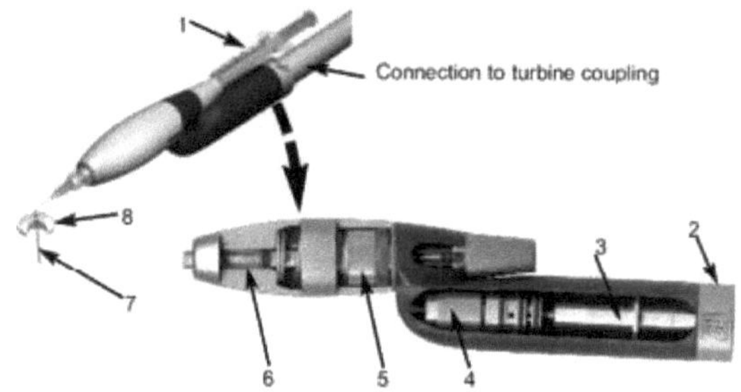

Fig 91

1. Seringa descartável, tamanhos 5 a 10 ml
2.   Anel de retenção

3.   Adaptador de acoplamento

4.   Gerador de impulsos

5. Pistão

 O Rinsendo é um instrumento para o enxaguamento hidrodinâmico e a lavagem dos canais radiculares. Serve para administrar um ingrediente ativo de forma pulsante diretamente no canal radicular através de uma cânula especial.

 Com o Rinsendo ligado ao acoplamento da turbina, o ar comprimido entra no Rinsendo através do adaptador de acoplamento e é aplicado ao gerador de impulsos quando o pedal da unidade de tratamento é premido. O gerador de impulsos actua como um regulador pneumático que acciona o pistão dentro da peça de mão, produzindo um ciclo de enxaguamento-sucção pulsante na cânula do Rinsendo.

 Após o arranque, o pistão é empurrado para longe da seringa, atraindo o ingrediente ativo para o corpo do Rinsendo. Quando o pistão recua em direção à seringa, este ingrediente de enxaguamento é enviado para a câmara de mistura e o Rinsendo é configurado para efetuar o enxaguamento.

Quando o pistão é empurrado para a frente, o ingrediente ativo da câmara de mistura é empurrado através da cânula Rinsendo e diretamente para o canal radicular. Além disso, uma nova quantidade de ingrediente ativo da seringa é simultaneamente introduzida no corpo do Rinsendo.[27]

Esta ação única de enxaguamento e sucção é repetida enquanto o Rinsendo estiver a funcionar, proporcionando uma frequência de funcionamento predefinida de 1,6 Hz, resultando num caudal médio de ingrediente ativo de 6,2 ml/minuto.

1. Colocar o protetor numa nova cânula Rinsendo.
2. Rodar a Cânula de Rinsendo juntamente com o Protetor.

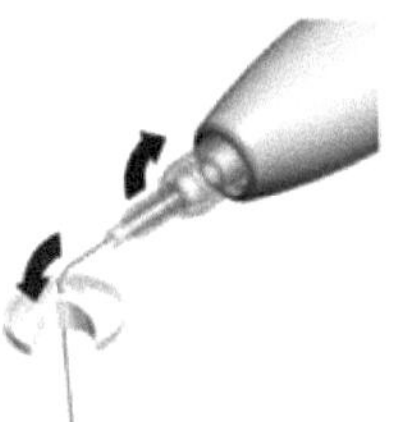

Fig 92

3. Dobrar a cânula o suficiente (por exemplo, 90°) para que o canal radicular preparado seja facilmente acessível.
4. Colocar os ingredientes activos numa seringa convencional nova/estéril (por exemplo, 5 ou 10 ml).
5. Colocar a seringa na peça de mão.

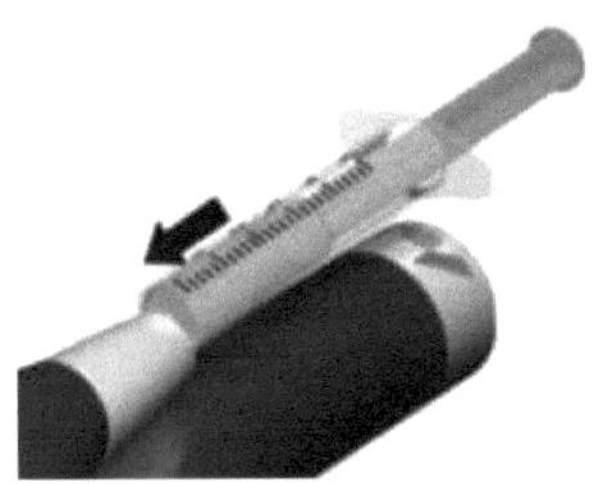

Fig 93

Pressionar o êmbolo da seringa até que o princípio ativo comece a sair da cânula, de modo a expulsar todo o ar do Rinsendo.

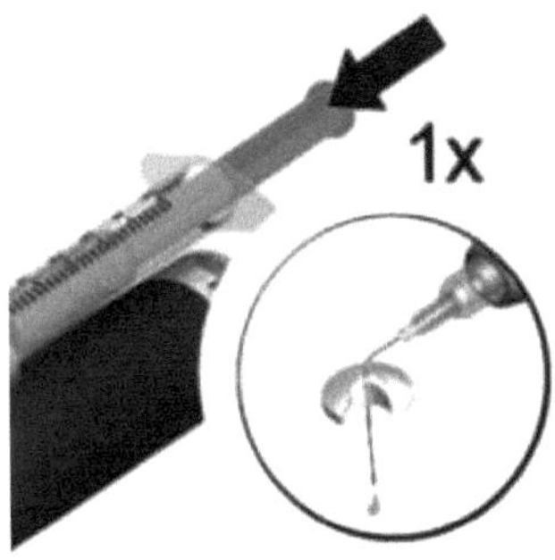

Fig 94

101

Lavagem de canais radiculares
1. Colocar o Rinsendo no acoplamento da turbina.
2. Introduzir a cânula Rinsendo até que esta entre em contacto com a parede do canal radicular.
3. Posicionar o protetor no ponto pretendido.

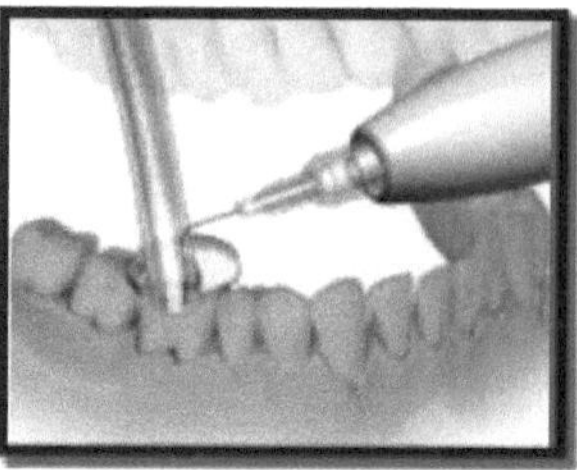

Fig. 95
4. Colocar a cânula cirúrgica (HVE) ou o extrator de saliva sem aplicador na abertura do entalhe do protetor.
5. Ativar o pedal da unidade de turbina.
6. Enxaguar o canal radicular até se obter o efeito pretendido.
7. Retirar o Rinsendo do acoplamento da turbina.
8. Após a aplicação, remover a cânula juntamente com o protetor e a seringa e eliminar juntamente com os ingredientes activos não utilizados.

DESINFECÇÃO E ESTERILIZAÇÃO
DESINFECÇÃO

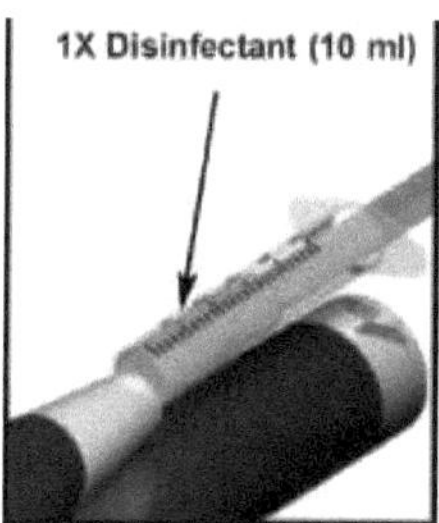

Fig. 96
1. Desinfetar a superfície do Rinsendo com um desinfetante de superfícies não corrosivo.
2. Colocar 10 ml de desinfetante numa seringa convencional.
3. Colocar a seringa na peça de mão.
4. Descarregar o desinfetante completamente através do Rinsendo.
5. Retirar a seringa e deixar o desinfetante atuar durante 5 minutos.

LIMPEZA

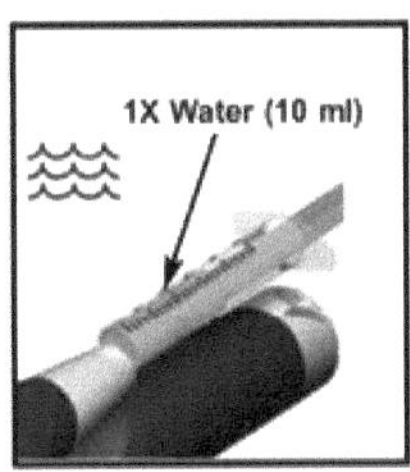

Fig. 97

Remover vestígios de sangue e outras impurezas na peça de mão com um pano.

1. Colocar 10 ml de água numa seringa convencional.
2. Colocar a seringa na peça de mão.
3. Lavar a água completamente através do Rinsendo e retirar a seringa.[22]

ESTERILIZAÇÃO

O Rinsendo deve ser esterilizado num autoclave antes de ser utilizado em cada doente.

g) _SISTEMA DE IRRIGAÇÃO IrriVac_

Os instrumentos de irrigação do canal radicular IrriVac têm sucção e irrigação simultâneas para uma limpeza e desinfeção melhoradas e completas dos canais. O tubo de sucção "over-the-needle" permite a colocação de uma agulha de irrigação no canal e, enquanto o irrigante é dispensado, é aspirado ao mesmo tempo. A turbulência adicional e as quantidades generosas de irrigação que podem ser facilmente distribuídas, oferecem melhorias na limpeza.

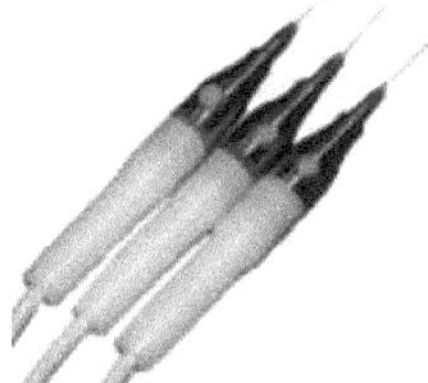

Fig. 98

h) _FIM OX_

O sistema endodôntico Endox (Lysis srl, Nova Milanese, Itália) esteriliza o canal radicular através da emissão de impulsos eléctricos de alta frequência. A esterilização ocorre como resultado da fulguração e é capaz de eliminar tanto a polpa quanto as bactérias de todo o sistema de canais radiculares. Os autores não puderam recomendar os impulsos eléctricos de alta frequência como único tratamento endodôntico, mas consideraram que a unidade pode ser utilizada como suplemento à limpeza e moldagem tradicionais.

i) _DESINFECÇÃO FOTOACTIVADA_

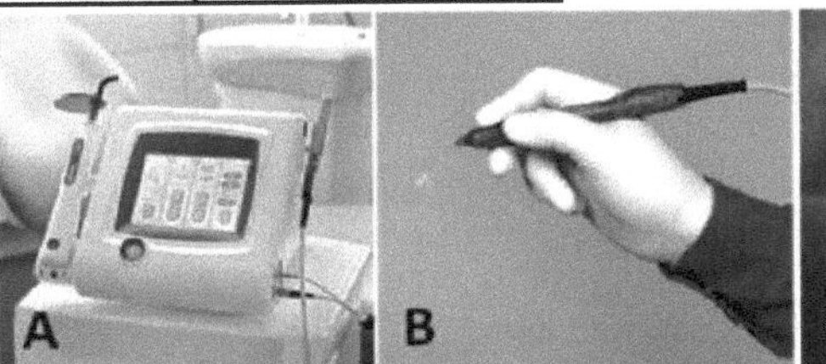
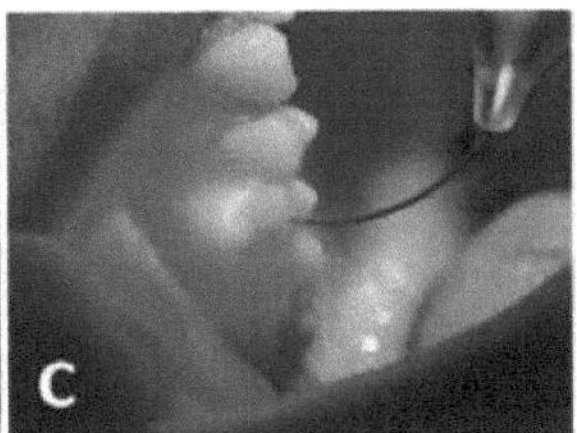

Fig. 99

□ O PAD é uma combinação única de uma solução fotossensibilizadora e luz laser de baixa potência

O fotossensibilizador liga-se às paredes celulares microbianas ou entra mesmo nas células.

□ A luz laser ativa o fotossensibilizador e cria uma cascata de transferência de energia e reacções químicas variáveis, nas quais o oxigénio singlete e os radicais livres desempenham um papel importante.

□ Assim, os resultados desta ativação laser são fissuras na parede celular (implosão das células), degradação de proteínas cruciais, demolição de órgãos, inativação dos seus factores de virulência (por exemplo, toxinas) e até danos no ADN.

□ A grande vantagem deste mecanismo de ação é a impossibilidade de o organismo criar resistência contra ele.

□ Cloreto de toloniúna (azul de toluidina 0 ou TBO)

□ Azul de metileno Pico de absorção 670 nm

□ Rosa Bengala Pico de absorção 550 nm

□ Ftalocianina dissulfonada de alumínio Pico de absorção 675 nm

□ Conjugados de parfirina Diferentes picos de absorção

□ Conjugados de polilisina Diferentes picos de absorção

□ Corantes conjugados com cloro Diferentes picos de absorção

□ **As doses de radiação** estão normalmente relacionadas com o tempo, a potência e a densidade de energia:

□ 40 J/cm2

□ Potência 100 mW

□ Tempo 120-150 seg

Utilizações:

Para efeitos de desinfeção, o PAD é eficaz para:

□ Canais radiculares (Enterococcus faecalis, Streptococcus intermedius, Fusobacterium nucleotum, Peptostreptococcus micros, Prevotella intermedia)

□ Bolsas perio e doenças das mucosas (Porphyromonas gingivalis, Actinobacillus actinomycetemcomitans, Fusobacterium nucleatum,)

□ Locais de per-implantite

□ Lesões cariosas profundas (Streptococcus Mutans, Streptococcus sobrinus, Lactobacillus casei, Actinomyces viscosus e Veillonella spp.)

□ Doenças virais e fúngicas, como o herpes oral e a candidose.

□ O PAD pode ser utilizado eficazmente em lesões cariosas e canais radiculares, uma vez que a luz visível

transmite-se bem através da dentina

□ Formação de ozono no escritório

□ A produção de misturas ozono-oxigénio está sujeita a considerações e normas técnicas importantes.

□ Os geradores clínicos de ozono, que regulam o fluxo de oxigénio de qualidade médica, são capazes de produzir uma mistura precisa de ozono e oxigénio em intervalos de concentração que vão até 5%.

Depende de três variáveis

1. A tensão aplicada

2. O caudal de oxigénio

3. A distância de separação dos eléctrodos

Ozonoterapia na desinfeção

☐ Pode ser utilizado como irrigante de canais radiculares, uma vez que possui uma boa atividade antimicrobiana

☐ Geralmente é utilizado juntamente com hipoclorito de sódio, que actua como adjuvante e aumenta a sua potência.[111]

CAPÍTULO 8

COMPLICAÇÕES DA SOLUÇÃO DE IRRIGAÇÃO

Foram descritos na literatura dentária vários incidentes durante a irrigação do canal radicular. Estas vão desde danos no vestuário do doente, salpicos do irrigante no olho do doente ou do operador, injeção através do forame apical, enfisema de ar e reacções alérgicas ao irrigante, até à utilização inadvertida de um irrigante como solução anestésica Hidrodinâmica da irrigação, pressão de irrigação e pressão dos tecidos.[112]

COMPLICAÇÕES E SOLUÇÕES

Mais frequentemente, as estruturas anatómicas que rodeiam o dente e a raiz, como a PDL, o osso mandibular e maxilar, o seio maxilar e o N. mandibularis, estão envolvidas em complicações durante a irrigação do canal radicular, mas, em alguns casos, estruturas ainda mais distantes, como os tecidos moles intra-orais, a garganta, a pele, os olhos ou as vias respiratórias, podem ser comprometidas inadvertidamente pelos irrigantes.

1. Danos no vestuário.
2. Danos nos olhos
3. Injeção de NaOCl para além do forame apical
4. Injeção de H2O2 para além do forame apical
5. Enfisema dos tecidos
6. Hipersensibilidade ao NaOCl

a) COMPLICAÇÕES RELACIONADAS COM O SEIO MAXILAR

A estreita relação entre o seio maxilar e as raízes dos dentes maxilares está bem documentada na literatura dentária. A inflamação e a infeção podem propagar-se do canal radicular para o seio maxilar e uma sinusite maxilar não raramente desenvolve sintomas semelhantes a uma pulpite aguda. No que diz respeito a estas relações anatómicas e patológicas, **Selden** criou o termo "síndrome endo-antral".[112]

O seio maxilar é uma caverna pneumatizada revestida por uma membrana mucosa respiratória na proximidade das pontas das raízes dos dentes posteriores maxilares. Em 50% das pessoas, o assoalho do seio expande-se para o processo alveolar da maxila.

b) LESÃO DAS NERVURAS

A extrusão apical dos materiais de obturação do canal radicular pode resultar em danos graves no nervo mandibular, tais como anestesia temporária ou permanente, hiperestesia, parestesia ou, em casos raros, hiperestesia. O maior risco de lesão iatrogénica do nervo existe durante o tratamento endodôntico dos segundos molares mandibulares. Numa análise retrospetiva de 24 casos de enchimento excessivo de materiais de obturação nos segundos pré-molares e segundos molares, a parestesia do lábio ocorreu mais frequentemente do que noutros dentes posteriores.

A distância média entre o nervo mandibular e as pontas das raízes foi de 3,7mm para o segundo molar mandibular, 6,9mm para a raiz mesial do primeiro molar e 4,7mm para o segundo pré-molar.

J **Hulsmann et al** relataram uma parestesia do lado direito do lábio inferior durante mais de 1 ano após a extrusão de hipoclorito de sódio através de uma perfuração num canino mandibular direito.[21]

J **Witton R et al** (2005) Parestesia labial e fraqueza facial durante 6 meses após o tratamento endodôntico de um incisivo lateral direito superior com periodontite apical e um trato sinusal drenante após irrigação com hipoclorito de sódio de concentração desconhecida.Após os sintomas típicos de extrusão de hipoclorito de sódio, como dor, inchaço e equimose, foi relatada uma alteração da sensibilidade na distribuição do nervo infra-orbital direito, bem como fraqueza do ramo vestibular do nervo facial, com os consequentes problemas funcionais. O canto direito da boca do doente era puxado para baixo, uma vez que os músculos do lábio inferior não eram suficientemente contrapostos pela musculatura superior da boca.

J Witton R et al. (2005) Durante o tratamento endodôntico do segundo pré-molar superior direito de uma paciente de 44 anos de idade, hipoclorito de sódio de volume e concentração desconhecidos foi inadvertidamente pressionado através do forame apical. A paciente apresentava os sintomas típicos, mas, além disso, notou-se perda de sensibilidade no nervo infra-orbital direito e fraqueza do ramo vestibular do nervo facial, o que resultou numa queda do canto direito da boca da paciente. A fraqueza facial e a parestesia resolveram-se completamente ao fim de 3 meses. O tratamento dos dois últimos casos incluiu a aplicação intravenosa de dexametasona (8 mg três vezes por dia durante 2 dias) e amoxicilina (1,0 g três vezes por dia) e um analgésico oral (diclofenac, 50 mg três vezes por dia durante 2 dias).

c) *DANOS NO VESTUÁRIO*:

Provavelmente, os incidentes mais comuns durante a irrigação do canal radicular dizem respeito a danos no vestuário dos doentes. Como o hipoclorito de sódio é um agente branqueador doméstico comum, mesmo pequenas quantidades podem causar danos graves. Quando se utiliza um dispositivo ultrassónico para a irrigação do canal radicular, o aerossol também pode causar danos. Estes percalços devem ser evitados através de uma proteção adequada do vestuário dos doentes. Quando se utiliza a irrigação manual, deve assegurar-se que a agulha e a seringa de irrigação estão bem fixas e não se separam durante a transferência ou a irrigação, de modo a evitar fugas para o vestuário.

d) *DANOS AOS OLHOS:*

O NaOCl (5,25%) em solução aquosa é muito alcalino (pH 10,8 a 11) e o seu salpico acidental para os olhos é perigoso.

Os produtos químicos alcalinos têm tendência a penetrar nos tecidos.

Os sintomas clínicos após estes acidentes são;

-Dor

- Fotofobia
- Blefaroespasmo

Mecanismo de lesão: Anatomia da Córnea:

É composto por 5 camadas.

1. Camada epitelial (5-6 camadas)
2. Camada de Bowman
3. Estroma
4. Membrana de Descemet
5. Endotélio

Quando ocorre uma lesão química, o epitélio da córnea é o primeiro a ser danificado e este epitélio da córnea é constituído por um rico plexo de terminações nervosas sensoriais não mielinizadas. Como resultado, as terminações nervosas ficam expostas e o doente sente uma sensação de ardor e fotofobia.

Uma vez traumatizada, o epitélio pavimentoso deixa de estar intacto, permitindo o acesso ao estroma avasuclar subjacente e à camada de Bowman. Como resultado da camada desprotegida, a córnea fornece um excelente meio de cultura para muitos organismos, especialmente Pseudomona Aeruginosa, Streptococcus Viridans e Staphylococcus.

Uma vez salpicado na superfície do olho, o NaOCl é fisicamente absorvido pelas estruturas proteicas do epitélio da córnea (uma parte) e a parte restante continua a difundir-se para as camadas profundas anteriormente não afectadas. Esta propagação progressiva pode envolver toda a camada epitelial e atingir a camada de Bowman, o que pode provocar danos irreversíveis nos tecidos. Por este motivo, o tratamento precoce é extremamente importante para evitar danos, ou seja, através de irrigação.[112]

Tratamento:

1. Irrigação do olho afetado com solução salina normal estéril. A solução salina hipertónica estéril resolve o edema da córnea e os resíduos do olho.
2. Durante a irrigação, as pálpebras superiores e inferiores devem ser evertidas.
3. Tratamento médico

Cetrapred: Combinação de antibióticos e solução oftálmica esteroide.

Vascon A: uma combinação de estimulante dos receptores e anti-histamínico.

e) Ingestão de irrigantes e obstrução das vias respiratórias

Embora o tratamento do canal radicular tenha de ser efectuado com um dique de borracha, o irrigante pode entrar inadvertidamente em contacto com as vias respiratórias ou ser ingerido. No caso do hipoclorito de sódio em concentrações elevadas (5,25%), apenas são registados efeitos adversos menores, como a irritação das mucosas, em consequência da ingestão. Pode causar problemas esofágicos graves, como queimaduras ou edema, apenas em casos de ingestão de grandes quantidades (410 cm^3 durante um período de 5 minutos); para um contacto de 2 minutos, foi necessário um volume de 30 cm^3 . Podem ocorrer complicações graves do hipoclorito de sódio quando o inchaço dos tecidos resulta na obstrução das vias respiratórias. Não existem relatos sobre as consequências negativas da ingestão de CHX. A exposição das vias respiratórias ao ácido cítrico pode provocar broncoconstrição.

PREVENÇÃO

Ao efetuar o tratamento do canal radicular, aplique sempre um dique de borracha e certifique-se de que está bem colocado e bem seguro.[112]

f) Injeção de Hipoclorito de Sódio para Além do Forame Apical: **Causas:**

1. Dentes com foramina apical larga.
2. Constrição apical destruída durante a instrumentação   .
3. Reabsorção apical
4. Pressão extrema durante a irrigação.
5. Ligação da agulha de irrigação ao   canal radicular,   sem espaço para a saída do irrigante

coronalmente. Como resultado, um grande volume de irrigante entrará em contacto com os tecidos apicais.

Sintomas:

1. Dor intensa imediata, inchaço
2. Edema imediato
3. Hemorragia profusa do canal   radicular
4. Equimose
5. Sabor a cloro e irritação da   garganta após injeção no seio maxilar.
6. É possível a ocorrência de parestesias.

Tratamento:

1. Controlo da dor - Anestesia

2.   Antibióticos e analgésicos: Devido ao potencial de propagação da infeção relacionada com a destruição dos tecidos, é aconselhável prescrever antibióticos, para além de analgésicos para a dor.

3.   Podem também ser administrados anti-histamínicos.

4.   Compressas frias extra orais (sacos de gelo): 1º dia para reduzir o inchaço. Após o 1º dia - compressas quentes e bochechos frequentes com soro fisiológico quente para estimular a circulação sistémica local.

Pode ser necessária a utilização de esteróides intramusculares e, nos casos mais graves, hospitalização e intervenção cirúrgica com desbridamento da ferida.

Reacções alérgicas ao NaOCl:

Se o doente for alérgico à lixívia doméstica, o dentista deve escolher um irrigante substituto durante a terapia endodôntica.[103]

g) *INJECÇÃO DE H2O2 PARA ALÉM DO FORAME APICAL:*

-   Dor
-   Inchaço, eritema
-   Crepitação - Ar em movimento no espaço tecidular - som de estalido

Semelhante ao som produzido pela fricção de fragmentos de ossos fracturados.

-   Enfisema

Tratamento:

Antibióticos

Analgésicos

h) *ENFISEMA TECIDULAR:*

O enfisema do espaço tecidular foi definido como a passagem e recolha de gás nos espaços tecidulares ou planos faciais.

Factores etiológicos:

O ar comprimido é forçado a entrar nos espaços dos tecidos.

Dois procedimentos em endodontia, se realizados incorretamente, podem causar problemas.

1.   durante a preparação do canal, um jato de ar para secar os canais.

2.   durante a cirurgia apical, o ar proveniente de uma broca de alta velocidade pode levar a um enfisema aéreo.

Caraterísticas clínicas:

Inchaço rápido, eritema e crepitação.

O enfisema do espaço tecidular permanece no tecido conjuntivo subcutâneo e, normalmente, não se propaga para espaços anatómicos profundos. A migração de ar para a região do pescoço pode causar dificuldade respiratória e a progressão para o mediastino pode causar a morte.

Existem vários sinais de diagnóstico de enfisema mediastínico.

1.   Um inchaço súbito do pescoço.

2.   O doente pode ter dificuldade em respirar e a sua voz pode parecer rouca.

3.   A crepitação caraterística pode ser induzida quando as regiões inchadas são palpadas.

Por fim, o ruído de trituração mediastínico à auscultação e os espaços aéreos são observados nas radiografias torácicas antero-posteriores e laterais.

Tratamento:

-   Cuidados paliativos e observação para cuidados médicos imediatos se a via aérea ou o mediastino estiverem comprometidos.

-   Cobertura antibiótica - para evitar o risco de infeção secundária.

Prevenção:
- Utilizar pontas de papel para secar os canais radiculares.
- Nos procedimentos cirúrgicos, assim que um retalho é refletido, o acesso apical pode ser feito com a peça de mão de velocidade lenta ou de alta velocidade que não direciona jactos de ar para os locais de cirurgia.

Precauções:
1. É necessário determinar corretamente o comprimento de trabalho.
2. Perguntar ao doente se é ou não hipersensível à lixívia doméstica antes de iniciar o procedimento endodôntico.
3. Os olhos e o vestuário do doente devem ser protegidos eficazmente contra a solução de irrigação.
4. Utilizar uma seringa de bloqueio em vez de uma seringa de fricção.
5. Durante a irrigação, deve ser utilizada uma pressão baixa e constante e o operador deve certificar-se de que o excesso de irrigante sai do canal radicular coronalmente através da cavidade de acesso.
6. Nunca colocar a agulha tão profundamente no canal que ela se prenda contra as paredes.
7. Oscilar a agulha para dentro e para fora do canal para assegurar que a ponta está livre para exprimir o irrigante sem resistência.
8. Parar a irrigação se a agulha encravar.
9. Nunca utilize ar comprimido para secar os canais radiculares - utilize pontas de papel.
10. Quando o H_2O_2 e o NaOCl são utilizados em alternativa, utilize sempre o NaOCl em último lugar, porque o H_2O_2 pode reagir com resíduos da polpa e sangue para formar gás e qualquer gás retido no interior do dente causará dor contínua.
11. Deve evitar-se o encravamento da agulha de irrigação no canal e recomenda-se uma agulha com orifício de saída lateral.[112]

Outros efeitos secundários dos irrigantes
J Pode ocorrer corrosão dos grampos dos diques de borracha e dos instrumentos endodônticos devido ao contacto prolongado com hipoclorito de sódio
-Libertação de mercúrio de obturações de amálgama: A libertação de mercúrio aumentou com o aumento da concentração de NaOCl; a adição de EDTA reduziu ligeiramente a libertação de mercúrio
-*S* Contaminação do ar: **Lambrianidis** sugeriu que se prestasse atenção ao aumento das concentrações de cloro no ambiente do consultório dentário. Uma fina névoa de cloro pode afetar a pele, os olhos e as vias respiratórias do pessoal do consultório e do doente, especialmente quando utilizada com uma unidade de ultra-sons.
J A ativação ultra-sónica resulta numa névoa fina de hipoclorito de sódio que pode afetar os olhos e a pele do doente, do dentista e do assistente dentário. Por conseguinte, os olhos devem ser protegidos com óculos .[54,55]

CAPÍTULO 9

DESAFIOS DA IRRIGAÇÃO
I- CAMADA DE ESFREGAÇO E IRRIGAÇÃO

A smear layer pode ser definida como uma camada de detritos de partículas microcristalinas e orgânicas que se encontram espalhadas nas paredes do canal radicular após a instrumentação do canal radicular (**Mc Comb & Smith**,1975). A instrumentação do canal radicular produz uma camada de material orgânico e inorgânico chamada "smear layer" que também pode conter bactérias e seus subprodutos. A "**smear layer**" pode impedir a penetração de medicamentos intra-canal nos túbulos dentinários e influenciar a adaptação dos materiais de obturação às paredes do canal. Sempre que a dentina é cortada com instrumentos manuais ou rotativos, os tecidos mineralizados não são retalhados ou clivados, mas sim estilhaçados, produzindo quantidades consideráveis de detritos. Muitos destes são constituídos por partículas muito pequenas de matriz de colagénio mineralizado e espalham-se pela superfície, formando o que se designa por smear layer.[28]

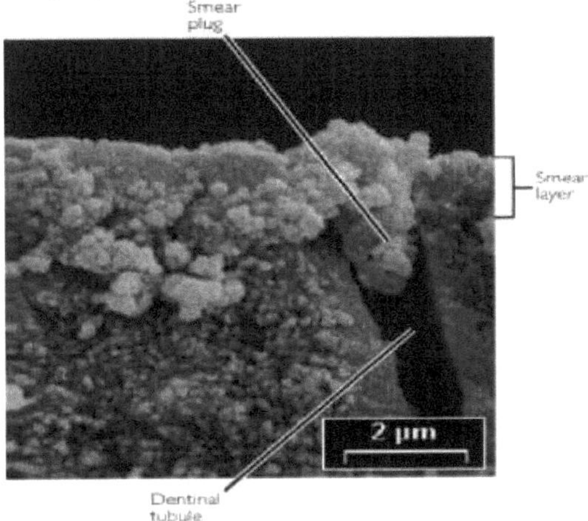

Fig. 100

A camada de esfregaço é constituída por partículas, cujo tamanho varia entre menos de 0,5-15 µm.

Como não é removida pela irrigação com hipoclorito de sódio, concluiu-se que era composta principalmente por dentina inorgânica. A quantidade produzida durante o preparo motorizado, como com as brocas Gates-Glidden ou postes, foi relatada como maior em volume do que a produzida pela limagem manual. A geração de uma camada de esfregaço é quase inevitável durante a instrumentação do canal radicular.

Embora tenha sido descrita uma técnica sem instrumentação para a preparação do canal sem formação de esfregaço, os esforços centram-se mais em métodos para a sua remoção, tais como meios químicos e métodos como o ultrassom e a desinfeção hidrodinâmica para a sua rutura. A preparação do canal radicular sem a criação de uma camada de esfregaço pode ser possível.

Uma técnica hidrodinâmica não instrumental pode ter potencial futuro (**Lussi et al.** 1993), e instrumentos de polímero sonoros com pontas de diâmetro variável são relatados para romper a smear layer numa técnica chamada desinfeção hidrodinâmica (**Ruddle** 2007). Quando observada no MEV, a smear layer tem frequentemente um aspeto amorfo, irregular e granular.[16] Alguns autores sugeriram que a manutenção da smear layer pode bloquear os túbulos dentinários e limitar a penetração de bactérias ou toxinas, alterando a permeabilidade dentinária (**Michelich et al.** 1980, **Pashley et al.** 1981, **Safavi et al.** 1990). Outros acreditam que a smear layer, sendo uma estrutura frouxamente aderente, deve ser completamente removida da superfície da parede do canal radicular, porque pode abrigar bactérias e fornecer uma avenida para vazamento (**Mader et al.** 1984, **Cameron** 1987, **Meryon & Brook** 1990). Pode também limitar a desinfeção eficaz dos túbulos dentinários, impedindo o uso de hipoclorito de sódio, hidróxido de cálcio e outros agentes intracanais.

os medicamentos não penetram nos túbulos dentinários.

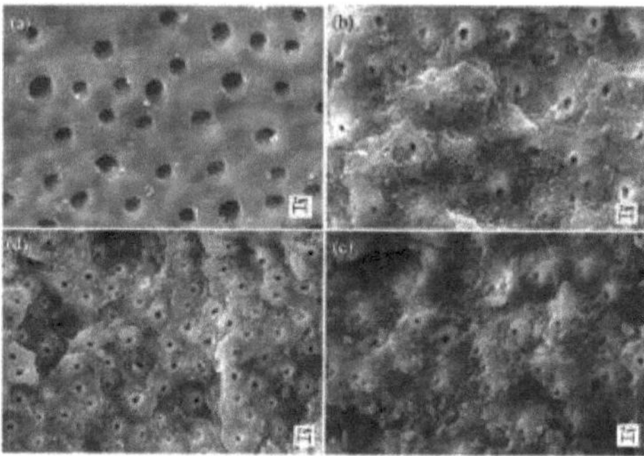

Fig. 101

A camada de esfregaço deve ser removida?

Foram defendidas duas escolas de pensamento relativamente à sua existência e eliminação:

J Apoio à manutenção da camada de esfregaço:

1. Pode bloquear os túbulos dentinários, impedindo a troca de bactérias e outros irritantes através da alteração da permeabilidade (**Michelich et al.** 1980, **Pashley et al.** 1981)

2. A smear layer serve como uma barreira para evitar a migração bacteriana para os túbulos dentinários (**Drake et al.** 1994, **Galvan et al.** 1994, **Perez et al.** 1996).

3. **Pashley** (1985) sugeriu que se os canais fossem desinfectados de forma inadequada, ou se ocorresse contaminação bacteriana após a preparação do canal, a presença de uma camada de esfregaço poderia impedir a invasão bacteriana dos túbulos dentinários.

4. As bactérias que permanecem após a preparação do canal são seladas nos túbulos pela camada de esfregaço e pelos materiais de obturação subsequentes.

5. **Williams & Goldman** (1985) referiram que a camada de esfregaço não era uma barreira completa e apenas podia atrasar a penetração bacteriana.

J Suporte para a remoção da camada de esfregaço:

1. Tem uma espessura e um volume imprevisíveis, porque uma grande parte é constituída por água (**Cergneux et al.** 1987*)*.

2. Contém bactérias, os seus subprodutos e tecido necrótico (*McComb & Smith** 1975, **Goldberg & Abramovich** 1977, **Wayman et al.** 1979, **Cunningham & Martin** 1982, **Yamada et al.** 1983). As bactérias podem sobreviver e multiplicar-se (**Brannstrom & Nyborg** 1973) e podem proliferar nos túbulos dentinários (**Olgart et al.** 1974, **Akpata & Blechman** 1982, **Williams & Goldman** 1985, **Meryon et al.** 1986, **Meryon & Brook** 1990), que podem servir de reservatório de irritantes microbianos (**Pashley** 1984).

3.   Pode limitar a penetração óptima dos agentes desinfectantes (**McComb & Smith** 1975, **Outhwaite et al.** 1976, **Goldberg & Abramovich** 1977, **Wayman et al.** 1979, **Yamada et al.** 1983). As bactérias podem ser encontradas nas profundezas dos túbulos dentinários (**Bystro'm & Sundqvist** 1981,1983,1985) e a smear layer pode bloquear os efeitos dos desinfectantes nos mesmos (**Goldberg & Abramovich** 1977,**Wayman et al.** 1979, **Yamada et al.** 1983, **Baumgartne & Mader** 1987). **Haapasalo & 0rstavik** (1987) verificaram que, na ausência de smear layer, o monoclorofenol líquido canforado desinfectava os túbulos dentinários rápida e completamente, mas o hidróxido de cálcio não conseguia eliminar o Enterococcus faecalis, mesmo após 7 dias de incubação. Um estudo posterior concluiu que a smear layer retardava, mas não abolia, a ação do desinfetante (**0rstavik & Haapasalo** 1990). **Bra "nstro "m** (1984) tinha afirmado anteriormente que, após a remoção da smear layer, as bactérias nos túbulos dentinários podem ser facilmente destruídas.

4.   Pode atuar como uma barreira entre os materiais de obturação e a parede do canal, comprometendo assim a formação de um selamento satisfatório (**Lester & Boyde** 1977, **White et al.** 1984, **Cergneux et al.** 1987, **Czonstkowsky et al.** 1990, **Foster et al.** 1993, **Yang & Bae** 2002).

5.   É uma estrutura pouco aderente e uma via potencial para a fuga e passagem de contaminantes bacterianos entre a obturação do canal radicular e as paredes dentinárias (**Mader et al.** 1984, **Cameron** 1987, **Meryon & Brook** 1990). A sua remoção facilitaria a obturação do canal (**McComb & Smith** 1975, **Goldman et al.** 1981, **Cameron** 1983).

Embora existam duas escolas de pensamento relativamente à smear layer, mais estudos são a favor da remoção completa da smear layer e foi afirmado em 2005 por **George et al.** que se a smear layer não for removida, pode atuar como um substrato para as bactérias, permitindo a sua penetração mais profunda nos túbulos dentinários.[28]

Foi efectuado um estudo para comparar a eficácia do SmearClear (Sybron Endo), do EDTA a 17% e do ácido cítrico a 10% na remoção da smear layer. A remoção da smear layer foi examinada nos terços coronal, médio e apical. Os resultados mostraram que não houve diferenças significativas na eficácia dos três agentes quelantes em todos os níveis dos canais radiculares. A comparação de três terços em cada grupo não mostrou diferenças significativas nos grupos SmearClear e EDTA. No entanto, a eficácia do ácido cítrico foi significativamente menor no terço apical em comparação com os terços coronal e médio dos canais.[114]

Outro estudo sobre o efeito de diferentes soluções irrigantes na microdureza e na remoção da smear layer da dentina do canal radicular revelou a capacidade do ácido maleico, do EDTA e do MTAD para remover eficazmente a smear layer nos terços coronal e médio do canal radicular. No entanto, na região apical, o ácido maleico mostrou uma remoção mais eficiente da smear layer, enquanto o EDTA e o MTAD mostraram uma smear layer pesada na região apical. Os espécimes tratados com NaOCl e soro fisiológico mostraram uma camada de smear layer espessa nos três terços do canal radicular.[60]

4- Erosão dentária

Um dos objectivos do tratamento endodôntico é proteger a estrutura dentária para que os procedimentos físicos e os tratamentos químicos não provoquem o enfraquecimento da dentina/raiz. A erosão da dentina não tem sido muito estudada; no entanto, existe um consenso geral de que a erosão da dentina pode ser prejudicial e deve ser evitada. Alguns estudos mostraram que a exposição prolongada a altas concentrações de hipoclorito pode levar a uma redução considerável da resistência à flexão e do módulo de elasticidade da dentina. Estes estudos foram efectuados in vitro utilizando blocos de dentina, o que pode permitir uma penetração artificialmente profunda do hipoclorito na dentina. No entanto, mesmo a irrigação de curta duração com hipoclorito após EDTA ou CA no final do preparo quimio-mecânico causa forte erosão da dentina da superfície da parede do canal.

Embora não se saiba ao certo se a erosão da superfície é um problema negativo ou se, por exemplo, pode melhorar a ligação da dentina aos pilares, os autores são da opinião que a irrigação com hipoclorito após os agentes de desmineralização deve ser evitada. Em vez disso, a irrigação com clorexidina pode ser utilizada para desinfeção adicional no final do tratamento.

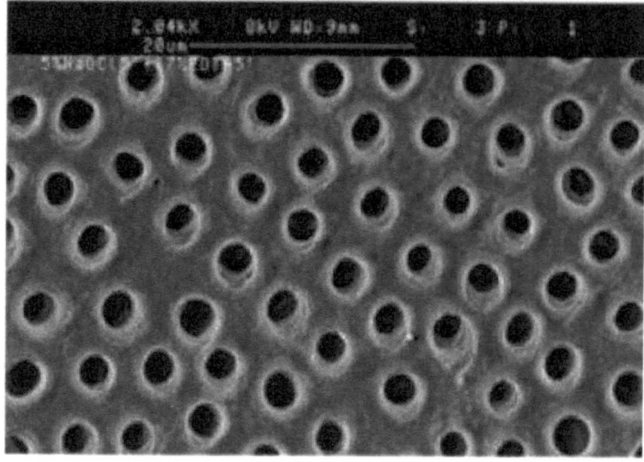

Fig. 102
Parede do canal instrumentado após a remoção da camada de smear layer com NaOCl e EDTA

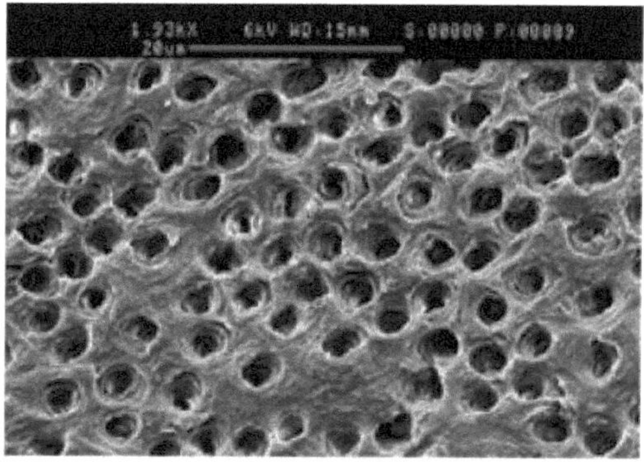

Fig. 103
Ocorre uma erosão considerável da dentina da parede do canal quando o hipoclorito é utilizado depois do EDTA
ou do CA.

<u>Limpeza das partes não instrumentadas do sistema de canal radicular</u>

A irrigação é mais viável nas áreas instrumentadas porque a agulha de irrigação pode seguir o caminho suave criado pelos instrumentos. A limpeza e a remoção de tecido necrótico, detritos e biofilmes de áreas não tocadas dependem completamente de meios químicos, e a utilização suficiente de hipoclorito de sódio é o fator chave para obter os resultados desejados nestas áreas (Fig.). Um estudo recente mostrou que as áreas não tocadas, em particular as anastomoses entre canais, estão frequentemente cheias de detritos durante a instrumentação. A visibilidade nos exames de micro-CT indica que os detritos também contêm uma proporção considerável de material inorgânico.[60]

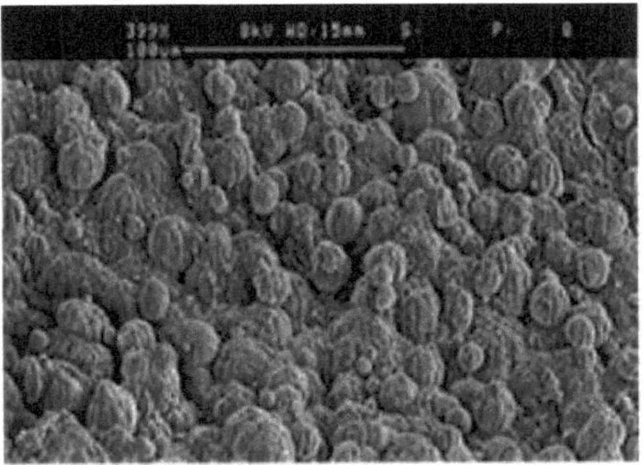

Fig. 104

Dentina da parede do canal numa área não instrumentada após a irrigação com hipoclorito ter removido
(dissolvido) os restos de tecido e a pré-dentina, revelando os grandes calcoesferitos que já se juntaram à dentina mineralizada.

Embora atualmente não se saiba qual a melhor forma de remover estes detritos (se é que o podem fazer), é provável que a agitação física (por exemplo, ultra-sons) e a utilização de agentes desmineralizantes sejam necessárias para além do hipoclorito.

4- <u>Biofilme</u>

O biofilme pode ser removido ou eliminado através dos seguintes métodos como a remoção mecânica por instrumentos (eficaz apenas em algumas áreas do canal radicular);

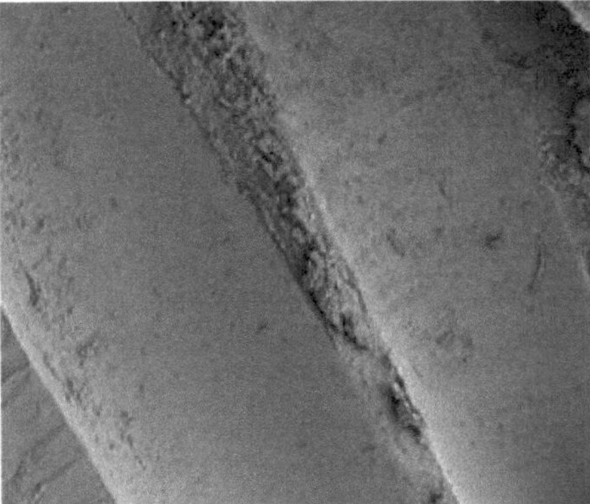

Fig. 105

Uma anastomose entre 2 canais unidos foi preenchida com detritos durante a instrumentação rotativa

dissolução por hipoclorito; e descolamento por energia ultra-sónica. Outros meios químicos, como a clorhexidina, podem matar as bactérias do biofilme se o tempo de contacto for suficientemente longo. No entanto, como não têm capacidade de dissolução de tecidos, a biomassa microbiana morta permanece no canal se não for removida mecanicamente ou dissolvida por hipoclorito. Qualquer matéria orgânica, micróbios ou tecido vital ou necrótico remanescente põe em risco a integridade do selamento da obturação radicular.

Por conseguinte, o objetivo do tratamento não é apenas matar os micróbios no canal radicular, mas também removê-los o mais completamente possível.[28]

- Segurança versus eficácia no canal radicular apical

A irrigação deve manter um equilíbrio entre dois objectivos importantes: segurança e eficácia. Este ponto é particularmente verdadeiro com o irrigante mais importante, o hipoclorito de sódio, mas outros irrigantes também podem causar dor e outros problemas se tiverem acesso aos tecidos periapicais. A eficácia é frequentemente comprometida no canal radicular apical devido à limitação da anatomia e a preocupações de segurança válidas. No entanto, a erradicação dos micróbios no canal apical deve ser de importância fundamental para o sucesso da endodontia

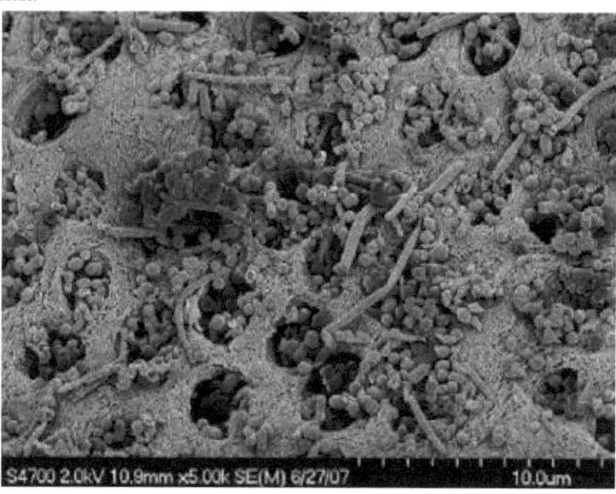

Fig. 106

Bactérias a crescer na superfície da dentina; fases iniciais da formação de biofilme

tratamento. A troca suficiente de hipoclorito e outros irrigantes nesta área, mantendo a pressão apical das soluções mínima, é o objetivo óbvio da irrigação do canal radicular apical. Uma melhor compreensão da dinâmica dos fluidos e o desenvolvimento de novos desenhos de agulhas e equipamento para a administração de irrigantes são as duas áreas importantes a tratar nos desafios da irrigação da parte mais apical do canal.[4]

DINÂMICA DE FLUIDOS COMPUTACIONAL NO ESPAÇO DO CANAL RAIZ A dinâmica de fluidos computacional (CFD) é uma nova abordagem na investigação endodôntica para melhorar a nossa compreensão da dinâmica de fluidos no ambiente anatómico especial do canal radicular. O fluxo de fluidos é normalmente estudado de 1 de 3 formas: **Dinâmica de fluidos experimental; Dinâmica de fluidos teórica; e Dinâmica de fluidos computacional** (Fig.)

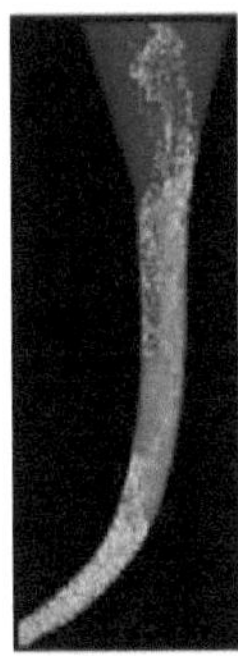

Fig. 107. Seguimento das partículas durante a irrigação simulada por um modelo CFD

A CFD é a ciência que se concentra na previsão do escoamento de fluidos e fenómenos relacionados através da resolução das equações matemáticas que regem estes processos. As abordagens numéricas e experimentais desempenham papéis complementares na investigação do escoamento de fluidos. Os estudos experimentais têm a vantagem do realismo físico; quando o modelo numérico é validado experimentalmente, pode ser utilizado para simular teoricamente várias condições e efetuar investigações paramétricas. A CFD pode ser usada para avaliar e prever parâmetros específicos, como a linha de fluxo (Fig.), a distribuição da velocidade do fluxo do irrigante no canal radicular (Fig.), a pressão do fluxo na parede e a tensão de cisalhamento na parede do canal radicular, que são difíceis de medir in vivo devido ao tamanho microscópico dos canais radiculares.[47]

Nos estudos de CFD, não existe um modelo de turbulência único que seja universalmente aceite para diferentes tipos de ambientes de escoamento. A utilização de um modelo de turbulência inadequado pode conduzir a potenciais erros numéricos e afetar os resultados do CFD. **Gao** e colegas verificaram que a análise CFD baseada num modelo de turbulência k-u de transporte de tensões de cisalhamento (SST) estava em estreita concordância com o modelo de irrigação in vitro. O CFD baseado num modelo de turbulência SST k-u tem potencial para servir de plataforma para o estudo da irrigação do canal radicular. A velocidade do irrigante na parede do canal é considerada um fator altamente significativo na determinação da substituição do irrigante em certas partes do canal radicular e

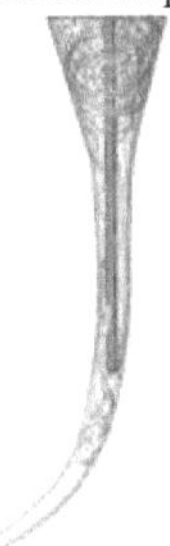

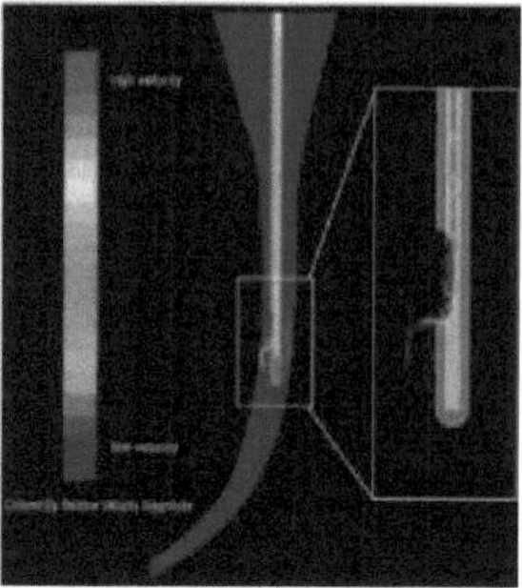

Fig. 109. Contorno de velocidade e vectores coloridos por magnitude de velocidade num modelo de turbulência SST k-u

Fluxo de alta velocidade observado no lúmen da agulha e na área da abertura lateral.

no efeito de descarga, influenciando assim diretamente a eficácia da irrigação. Num escoamento turbulento, existe uma subcamada viscosa que é uma região fina junto a uma parede, tipicamente apenas 1% da espessura da camada limite, na qual a mistura turbulenta é impedida e o transporte ocorre parcialmente ou, à medida que o limite da parede se aproxima, inteiramente por difusão viscosa. A partir de medições da estrutura turbulenta do escoamento em tubagens, as regiões de produção máxima e de dissipação máxima situam-se imediatamente fora da subcamada viscosa. Assim, o fluxo mais rápido é encontrado na fronteira turbulenta, enquanto a velocidade mínima é observada na parede de todas as irrigações de canais radiculares. Alguns dos objectivos dos estudos CFD em endodontia são melhorar o desenho da ponta da agulha para uma distribuição eficaz e segura do irrigante e otimizar a troca de soluções de irrigação nas partes periféricas do sistema de canais.[47]

CAPÍTULO 10

PROTOCOLOS DE IRRIGAÇÃO/REGIME DE IRRIGAÇÃO SUGERIDO

Os produtos químicos utilizados para limpar canais infectados devem ser administrados de forma a poderem libertar todo o seu potencial nos seus alvos no canal radicular, em vez de actuarem uns sobre os outros.[30]

Temos de nos perguntar: "Porque é que regamos e qual o protocolo de rega que proporcionará o canal mais limpo?"

As limas podem limpar apenas partes do sistema de canais radiculares. Criam um reservatório que pode conter as diferentes soluções de irrigação, que irão aceder e limpar partes do sistema de canais radiculares que os instrumentos não conseguem alcançar.[29]

Na endodontia, a solução de irrigação mais utilizada é o hipoclorito de sódio (NaOCl). Tem muitas qualidades e propriedades desejáveis. Deve ser utilizada uma solução de hipoclorito durante toda a instrumentação, sem a alterar com EDTA ou ácido cítrico. Os canais devem ser sempre preenchidos com hipoclorito de sódio. Isto aumentará o tempo de ação do irrigante.

Além disso, a eficácia de corte dos instrumentos manuais é melhorada e a carga de torção nos instrumentos rotativos de níquel-titânio é reduzida em ambientes cheios de fluidos em comparação com condições secas. Por outro lado, a corrosão dos instrumentos em contacto prolongado com o hipoclorito é um problema. A submersão de instrumentos durante horas numa solução de hipoclorito induzirá a corrosão. No entanto, não se devem esperar efeitos adversos durante os curtos períodos de contacto quando um instrumento é manipulado num canal radicular cheio de hipoclorito.

Entre os instrumentos, os canais devem ser irrigados com quantidades abundantes de solução de hipoclorito. Uma vez terminado o procedimento de moldagem, os canais podem ser cuidadosamente enxaguados com EDTA aquoso ou ácido cítrico. Não existem recomendações claras quanto ao tempo em que este procedimento deve ser efectuado. Geralmente, cada canal é enxaguado durante pelo menos 1 minuto utilizando 5 a 10 ml do irrigante quelante. Deve ter-se em atenção que a exposição prolongada a quelantes fortes, como o EDTA, pode enfraquecer a dentina radicular, uma vez que a dureza da dentina e o módulo de elasticidade são funções do conteúdo mineral da dentina.

Mas o hipoclorito de sódio por si só não é suficiente para a limpeza total do sistema endodôntico. Não tem efeito sobre a smear layer e a sua elevada tensão superficial não permite a sua limpeza e desinfeção da totalidade do sistema de canais radiculares. Por este motivo, e de acordo com as diferentes situações clínicas, teremos de utilizar outros irrigantes em combinação com o hipoclorito de sódio.

Os vários irrigantes que serão utilizados consecutivamente e de acordo com as situações clínicas são:

> **EDTA (17%) (ácido etilenodiamino tetra-acético)**
> **Clorexidina 0,2%**
> **Hipocloreto de sódio 5,25%**
> **Ácido cítrico 50%**
> **Água destilada**

Em geral, o ato mais comum após a realização do acesso à cavidade é a introdução de uma lima endodôntica no canal radicular. Mas este ato de se tornar um reflexo natural tem de ser rejeitado por muitas razões.

Entre estes, temos:

a) A disseminação de toxinas bacterianas em todo o sistema endodôntico e na área periapical afectará o prognóstico de sucesso do tratamento endodôntico devido ao **"flare-up"** pós-operatório que pode ocorrer.

b) A degradação e a acumulação do tecido pulpar com o seu colagénio podem criar, desde o início, um tampão orgânico no interior do canal radicular.

No final, recordemos que a cavidade de acesso, com quatro paredes, criará um "reservatório" para que as soluções de irrigação sejam frequente e continuamente renovadas.[29]

RESUMO E CONCLUSÃO

O sucesso do tratamento endodôntico depende da erradicação dos micróbios do sistema de canais radiculares e da prevenção da reinfeção. O principal objetivo da instrumentação é facilitar a irrigação, a desinfeção e a obturação eficazes. Vários estudos que utilizaram técnicas avançadas, como a tomografia microcomputada (TC), demonstraram que áreas proporcionalmente grandes do canal radicular permanecem intocadas pelos instrumentos, enfatizando a importância de meios químicos de limpeza e desinfeção de todas as áreas do canal radicular.[48]

Independentemente do tipo ou das combinações de irrigantes utilizados, é importante recordar vários pontos. O tipo de irrigante é apenas uma parte do processo de limpeza e modelação. A remoção grosseira de tecido é muito importante para a dissolução do tecido remanescente, se a maioria do tecido puder ser removida com limas e irrigação inicial, isto deixa menos material para ser dissolvido.

Também é importante lembrar que, sem uma preparação adequada do acesso e alargamento do canal, é quase impossível obter uma penetração suficientemente profunda da agulha para permitir que o irrigante proporcione o máximo benefício na porção apical do dente.

Tradicionalmente, os irrigantes têm sido aplicados no espaço do canal radicular utilizando seringas e agulhas metálicas de diferentes tamanhos e desenhos de pontas. A investigação demonstrou que esta abordagem clássica resulta normalmente numa irrigação ineficaz, particularmente em áreas periféricas como a anastomose entre canais, barbatanas e a parte mais apical do canal radicular principal. Por conseguinte, devem ser utilizados vários dispositivos mecânicos para melhorar a penetração e a eficácia da irrigação.

Embora o hipoclorito de sódio seja a solução de irrigação mais importante, nenhuma solução de irrigação isolada pode realizar todas as funções exigidas de um irrigante. A irrigação óptima baseia-se na utilização combinada de duas ou várias soluções de irrigação, numa sequência específica, para obter de forma previsível os objectivos de uma irrigação segura e eficaz.[47]

REFRÊNCIAS

1.   Kovac J, Kovac D, Effect of irrigating solutionsin endodontic therapy, Bratisl Lek Listy 2011, 112 (7),410-415.

2.   Bettina Basrani- Livro de texto Irrigação endodôntica Desinfeção química do sistema de canais radiculares, 2015.

3.   Deivanayagam Kandaswamy, Nagendrababu Venkateshbabu, Root canal irrigants, Journal of Conservative Dentistry, 2010, 13 (4),256-264.

4.   Bystrom A, Sundqvist G. A ação antibacteriana do hipoclorito de sódio e do EDTA em 60 casos de terapia endodôntica. Int Endod J 1985;18:35-40.

5.   Siqueira JF Jr, Rocas IN, Santos SR, Lima KC, Magalhaes FA, De Uzeda M. Eficácia de técnicas de instrumentação e regimes de irrigação na redução da população bacteriana nos canais radiculares. J Endod 2002; 28:52-4.

6.   Kakehashi S, Stanley HR, Fitzgerald RJ. The effects of surgical exposures of dental pulps in germ-free and conventional laboratory rats. Oral Surg Oral Med Oral Pathol 1965, 20: 340-349.

7.   Baker NA, Eleazer PD, Averbach RE, Seltzer S. Estudo microscópico eletrónico de varrimento da eficácia de várias soluções de irrigação. J Endod 1975 1(4): 127-135.

8.   Hand RE, Smith ML, Harrison JW. Análise do efeito da diluição na propriedade de dissolução de tecido necrótico do hipoclorito de sódio. J Endod 1978;4:60-4.

9.   Bystrom A, Sundqvist G. Avaliação bacteriológica da eficácia da instrumentação mecânica do canal radicular na terapia endodôntica. Scand J Dent Res 1981; 89:321-8.

10. Goldman M, Goldman LB, Cavaleri R, Bogis J, Lin PS. A eficácia de várias soluções de irrigação endodôntica: um estudo de microscopia eletrónica de varrimento. Parte 2. J Endod 1982;8:487-92.

11. Gusiyska A et al.Irrigação eficaz do canal radicular - um fator-chave do tratamento endodôntico. Int J Recent Sci Res.2016:7(4): 9962-9970.

12. Bystrom A, Sunqvist G. A ação antibacteriana do hipoclorito de sódio. Int Endod J 1983;18:35- 40.

13. Cameron JA. A utilização de ultra-sons na remoção da camada de esfregaço: um estudo ao microscópio eletrónico de varrimento. J Endod 1983; 9:292-8.

14. Walmsley AD. Ultrassom e tratamento do canal radicular: a necessidade de avaliação científica. Int Endod J 1987; 20:105-11.

15. Ahmad M, Pitt Ford TR, Crum LA, Walton AJ. Desbridamento ultrassónico de canais radiculares: cavitação acústica e sua relevância. J Endod 1988;14:486 -93.

16. Lussi A, Nussbacher U, Grosrey J. Uma nova técnica não instrumentada para a limpeza do sistema de canais radiculares. J Endod;19:549-53.

17. Jeansonne MJ, White RR. A comparison of 2.0% chlorhexidine gluconate and 5.25% sodium hypochlorite as antimicrobial endodontic irrigants. J Endod 1994;20:276-8.

18. Komorowski R, Grad H, Wu XY, Friedman S. Antimicrobial substantivity of chlorhexidine-treated bovine root dentine. J Endod 2000;26:315-7.

19. Tewari et al Papel das ervas na endodontia. J de Pesquisa e Revisão Oral.2016; 8. 95

20. Basson NJ, Tait CM. Eficácia de três medicamentos para canais radiculares na eliminação de Actinomyces israelii de túbulos dentinários infectados in vitro. S Afr Dent J 2001;56:499- 501.

21. Deplazes P, Peters O, Barbakow F. Comparação de preparações apicais de canais

radiculares moldados por instrumentos rotativos de níquel-titânio e instrumentos manuais de níquel-titânio. J Endod 2001;27:196-202.

22. Hülsmann M, Heckendorff M, Lennon A. Chelating agents in root canal treatment: mode of action and indications for their use. Int Endod J 2003;36:810-830.

23. Christine Sedgley. Irrigação do canal radicular - Uma Perspetiva Histórica. Journal of the History of Dentistry 2004;53(2):61-5.

24. Siqueira JF Jr, Sen BH. Fungos em infecções endodônticas. Oral Surg Oral Med Oral Pathol Oral Radiol Endod 2004; 97:632-41.

25. Krautheim AB, German THM, Bircher AJ. Anafilaxia por clorexidina: relato de caso e revisão da literatura. Contact Dermatitis. 2004 Mar;50(3):113-6.

26. Masato Nagayoshi, Chiaki Kitamura. Antimicrobial Effect of Ozonated Water on Bacteria Invading Dentinal Tubules (Efeito antimicrobiano da água ozonizada nas bactérias que invadem os túbulos dentinários). J Endod. 2004 november;30(11):778-781.

27. Okino LA, Siqueira EL, Santos M, Bombana AC, Figueiredo JAP. Dissolução do tecido pulpar por solução aquosa de digluconato de clorexidina e gel de digluconato de clorexidina. Int Endod J 2004;37:38-41.

28. Gu L, Kim JR, Ling J, Choi KK, Pashley DH, Tay FR. Revisão das Técnicas e Dispositivos de Agitação de Irrigantes Contemporâneos. J Endod 2009;35(6):791-804.

29. Teixeira CS, Felippe MCS, Felippe WT. O efeito do tempo de aplicação do EDTA e do NaOCl na remoção da smear layer intracanal: uma análise em MEV. Int Endod J 2005;38:285- 290.

30. Sleiman P, Khaled F. Sequência de Irrigação em Endodontia. Saúde Oral. 2005

31. Zehnder M. Irrigantes para canais radiculares. J Endod. 2006;32:389-98

32. Qing Y, Akita Y, Kawano S, Kawazu S, Yoshida T, Sekine I. Eficácia da limpeza e microdureza da dentina após a irrigação do canal radicular com uma água electrolítica ácida forte. J Endod. 2006;32:1102-1106.

33. Grande NM, Plotino G, Falanga A, Pomponi M, Somma F. Interação entre o EDTA e o Hipoclorito de Sódio: Uma Análise de Ressonância Magnética Nuclear. J Endod 2006;32:460 - 464.

34. Tay FR et al. Ultra-estrutura da dentina intraradicular coberta pela Smear Layer após irrigação com BioPure MTAD. J Endod 2006;32:218 -221.

35. Giardino L, Ambu E, Becce C, Rimondini L, Morra M. Comparação da tensão superficial de quatro irrigantes comuns de canais radiculares e dois novos irrigantes contendo antibiótico. J Endod 2006;32:1091-1093.

36. Schafer E. Irrigação do canal radicular. ENDO. 2007;1(1):11-27.

37. Baumgartner JC, Johal S, Marshall JG. Comparação da eficácia antimicrobiana de 1,3% NaOCl/Biopure MTAD com 5,25% NaOCl/15% EDTA para irrigação de canais radiculares. J Endod. 2007;33:48-51.

38. Nielsen BA, Craig Baumgartner J. Comparação do sistema EndoVac com a irrigação com agulha dos canais radiculares. J Endod. 2007; 33(5): 611-5.

39. Mohammadi Z. Uma atualização sobre as soluções de irrigação dos canais radiculares à base de antibióticos. IEJ. 2008;3(2):1-7.

40. Gurbuz T, Ozdemir Y, Kara P, Zehir C, Kurudire KM. Avaliação da dentina do canal radicular após irradiação com laser Nd:YAG e tratamento com 5 soluções irrigadoras diferentes: Um estudo preliminar. J Endod. 2008;34:318-321.

41. Rasimick BJ, Nekich M, Hladek MM, Musikant BL, Dutsch AS. Interação entre o

digluconato de clorexidina e o EDTA. J Endod. 2008;34(12):1521-1523.

42. Mohammadi Z, Abbott PV. As propriedades e aplicações da clorhexidina em endodontia. Int Endod J. 2009;42:288-302.

43. Mancini M, Armellin E, Casaglia A, Cerroni L, Cianconi L. Um estudo comparativo da remoção da smear layer e da erosão na dentina intrarradicular apical com três soluções irrigantes: uma avaliação por microscopia eletrónica de varrimento. J Endod. 2009;35(6):900-903.

44. Hashem AAR, Ghoneim AG, Lutfy RA, Fouda MY. The Effect of Different Irrigating Solutions on Bond Strength of Two Root Canal-filling Systems (O Efeito de Diferentes Soluções de Irrigação na Resistência de Ligação de Dois Sistemas de Obturação de Canais Radiculares). J Endod. 2009;35(4):537-540.

45. Malkhassian G, Manzur AJ, Legner M, Fillery ED, Manek S, Basrani BR, Friedman S. Antibacterial Efficacy of MTAD Final Rinse and Two Percent Chlorhexidine Gel Medication in Teeth with Apical Periodontitis:A Randomized Double-blinded Clinical Trial. J Endod. 2009;35(11):1483-1490.

46. Yurdagüven H, Tanalp J, Toydemir B, Mohseni K, Soyman M, Bayirli G. The effect of endodontic irrigants on the microtensile bond strength of dentin adhesives. J Endod. 2009;35(9):1259-1263.

47. Gregorio C, Estevez R, Cisneros R, Heilborn C, Cohenca N. Efeito do EDTA, Sonic, e ativação ultra-sónica na penetração do hipoclorito de sódio em canais laterais simulados: An In Vitro Study. J Endod. 2009;35(6):891-895.

48. Happasalo M, Shen Y, Quian W, Gao Y. Irrigação em Endodontia. Dent Clin N Am. 2010;54:291-312.

49. Kandaswamy D, Venkateshbabu N. Irrigantes para canais radiculares. J Conserv Dent. 2010;13(4)

50. Cobanbkara FK, Ozkan HB, Terlemez A. Comparação das capacidades de dissolução de tecido orgânico do hipoclorito de sódio e do dióxido de cloro J Endod. 2010;36:272-274.

51. Gulve MN, Gulve ND. Comparação da eficácia antimicrobiana do extrato de gengibre e do hipoclorito de sódio a 2% contra Enterococcus faecalis utilizando o método de difusão em ágar. JIDA. 2010;4(10):347-349.

52. Vijaykumar S, GunaShekhar M. In vitro effectiveness of different endodontic irrigants on the reduction of Enterococcus faecalis in root canals. J Clin Exp Dent. 2010;2(4):41- 72.

53. Prabhakar J, Senthilkumar M, Priya MS, Mahalaxmi K, Sehgal PK, Sukumaran VG. Avaliação da eficácia antimicrobiana de alternativas à base de plantas (Triphala e polifenóis do chá verde), MTAD e hipoclorito de sódio a 5% contra o biofilme de Enterococcus faecalis formado no substrato dentário: um estudo in vitro. J Endod. 2010;36(1):83-86.

54. Jiang LM, Verhaagen B, Avaliação de um dispositivo sónico concebido para ativar o irrigante no canal radicular. J Endod. 2010;36(1):143-146.

55. Klyn SL, Kirkpatrick TC, Rutledge RE. Comparações in vitro da remoção de detritos do sistema EndoActivator, da lima F, da irrigação ultra-sónica e da irrigação com NaOCl isolada após instrumentação manual rotativa em molares mandibulares humanos. J Endod. 2010;36(8)1367- 1371.

56. Caron G, Nham K, Bronnec F, Machtou P. Eficácia de Diferentes Protocolos de Ativação do Irrigante Final na Remoção da Smear Layer em Canais Curvos. J Endod 2010;36:1361-1366.

57. Bohora A, Hegde V, Kokarte S. Comparação da eficácia antibacteriana do extrato de

folha de Neem e do hipoclorito de sódio a 2% contra E. faecalis, C. albicans e cultura mista - um estudo in vitro. Endodont 2010; 22 : 8-12

58. Jaju S, Jaju PP. Novos irrigantes de canais radiculares no horizonte; uma revisão. Int J Dent. 2011;851359.

59. Vinícius M, Fabiana RS, Pelisser VV. Dissolução do tecido pulpar quando do uso do hipoclorito de sódio e EDTA isolados ou associados. Rev Odonto Cienc 2011;26(2):156-160.

60. Dineshkumar MK, Vinothkumar TS, Arathi G, Shanthisree P, Kandaswamy D. Efeito do ácido etileno diamino tetra-acético, MTAD™ e HEBP como enxaguamento final na microdureza da dentina radicular. J Conserv Dent. 2012;15(2):170-173.

61. Kandila HE, Labibb AH, Alhadainyb HA. Efeito de diferentes soluções irrigantes na microdureza e remoção da camada de esfregaço da dentina do canal radicular. 2014;11(1):1-11.

62. Agrawal VS, Rajesh M, Sonali K e Mukesh P. A Contemporary Overview of Endodontic Irrigants -A Review. J Dent App. 2014;1(6): 105-115.

63. Dumitriu D, Tanase D. Effects of Temperature and Hypochlorite Concentration on the Rate of Collagen Dissolution (Efeitos da temperatura e da concentração de hipoclorito na taxa de dissolução do colagénio). J Endod. 2015;41(6):903-906.

64. Hemptinne F, Slaus G, Vandendael M, Jacquet W, Moor RJD, Bottenberg P. Evolução da temperatura intracanal in vivo durante o tratamento endodôntico após a injeção de hipoclorito de sódio à temperatura ambiente ou pré-aquecido. J Endod. 2015;41(7):1112-1115.

65. Taft J. Practical treatise on operative dentistry (Tratado prático sobre dentisteria operatória). Filadélfia, P. Blakiston Son and Co., 4ª ed., 1883

66. Hapgood RL. History of the Harvard Dental School (História da Faculdade de Medicina Dentária de Harvard). Boston, Faculdade de Medicina Dentária da Universidade de Harvard, 1930.

67. Grossman LI, Meiman BW. Solução do tecido pulpar por agentes químicos. J Am Dent Assoc. 1941;28:223-225.

68. Hunter W. Oral sepsis as a cause of disease. Br Med J. 1900;1:215-216.

69. Kirk EC. O livro de texto americano de dentisteria operatória. Filadélfia, Lea Brothers and Company, 2ª ed., 1900.

70. Irrigantes e desinfectantes para os canais radiculares. Declaração de posição da Associação Americana de Endodontistas 2011.

71. Ingle JI, Bakland LK, BaumgartnerJC. Ingles' Endodontics Sixth Edition. BC DeckerInc. Hamilton 2007.

72. Fehr VD F, Ostby NB. Efeito do EDTAC e do ácido sulfúrico na dentina do canal radicular. Oral Surg Oral Med Oral Pathol. 1963;16:199-205.

73. Hargreaves KM, Cohen S, Berman LH. Pathways of the pulp, Décima edição. Publicação Elsevier.2011.

74. Garg N, Garg A. Textbook Of Endodontics. Segunda edição. Jaypee brothers medical Publisher Limited.2007

75. Nikiforuk G, Sreebny L. Desmineralização de tecidos duros por agentes quelantes orgânicos em pH neutro. J Dent Res 1953;32:859-867.

76. Sudha R, Sukumaran VR, Ranganathan J, Bharadwaj N. Avaliação comparativa do efeito de duas concentrações diferentes de EDTA em dois PH diferentes e períodos de tempo na dentina radicular. J Conserv Dent. 2006;9:36-42.

77. Pecora JD, Sousa-Neto MD, Estrela C. Soluções irrigadoras auxiliares do preparo do

canal radicular. In: Estrela C, Figueiredo JA. editores. Endodontia - Princípios biológicos e mecânicos. São Paulo: Artes Médicas; 1999:552-69.

78. Vijaykumar S, GunaShekhar M. In vitro effectiveness of different endodontic irrigants on the reduction of Enterococcus faecalis in root canals. J Clin Exp Dent. 2010;2(4):41- 72.

79. Siqueira JF, Machado AG, Silveira RM. Avaliação da eficácia do hipoclorito de sódio utilizado com três métodos de irrigação na eliminação do Enterococcus faecalis do canal radicular, in vitro. Int Endod J. 1997;30:279-282.

80. Peciuliene V, Reynaud AH, Balciuniene I, Haapasalo M. Isolamento de leveduras e bactérias entéricas em dentes obturados com periodontite apical crónica. Int Endod J. 2001;34: 42934.

81. Berber VB et al. Eficácia de várias concentrações de NaOCl e técnicas de instrumentação na redução de Enterococcus faecalis nos canais radiculares e túbulos dentinários. Int Endod J. 2006;39:10-17.

82. Oliveira DP, Barbizam JV, Trope M, Teixeira FB. Eficácia antibacteriana in vitro de irrigantes endodônticos contra Enterococcus faecalis. Oral Surg Oral Med Oral Pathol Oral Radiol Endod. 2007;103(5):702-6.

83. Vianna ME, Horz HP, Gomes BP. Avaliação in vivo da redução microbiana após o preparo quimio-mecânico de canais radiculares humanos contendo tecido pulpar necrótico. Int Endod J. 2006;39:484-492.

84. Siqueira JF Jr, Paiva SS, Roças IN. Redução das populações bacterianas cultiváveis em canais radiculares infectados por um protocolo antimicrobiano à base de clorexidina. J Endod. 2007;33(5):541-47.

85. Spratt DA, Pratten J, Wilson M, Gulabivala K. Uma avaliação in vitro da eficácia antimicrobiana de irrigantes em biofilmes de isolados de canais radiculares. Int Endod J. 2001;34:300 -7.

86. Suresh S, Navit S, Khan SA, Sharma A, Jabeen S, Grover N. Irrigantes utilizados nos canais radiculares: A Review. Int J Oral Health Med Res 2018;5(6):76-80

87. Giardino L1, Ambu E, Savoldi E, Rimondini R, Cassanelli C, Debbia EA. Avaliação comparativa da eficácia antimicrobiana do hipoclorito de sódio, MTAD e Tetraclean contra o biofilme de Enterococcus faecalis. J Endod. 2007;33(7):852-5.

88. Mohmmaddi Z. Hipoclorito de sódio em endodontia: uma revisão actualizada. Int Dent J. 2008; 58(6): 329-341.

89. Nagayoshi M, Kitamura C, Fukuizumi T, Nishihara T, Terashita M. Antimicrobial effect of ozonated water on bacteria invading dentinal tubules (Efeito antimicrobiano da água ozonizada nas bactérias que invadem os túbulos dentinários). 2004;30(11):778-81.

90. Solovyeva AM, Dummer PMH. Eficácia de limpeza da irrigação do canal radicular com solução de anólito e católito activada electroquimicamente - um estudo piloto. Int Endod J;2000;33(6):494-504.

91. Pedullà E, Genovese C, Campagna E, Tempera G, Rapisarda E. Eficácia de descontaminação do fluxo fotoacústico iniciado por fotões (PIPS) de irrigantes utilizando configurações de laser de baixa energia - um estudo ex vivo. Int Endod J. 2012;45(9)865-870.

92. Kamat S, Rajeev K, Saraf P. Papel das ervas na endodontia: Uma atualização. Endodontologia. 2011;23:96-100.

93. Ferreira CM, Bonifácio KC, Froner IC, Ito IY. Avaliação da atividade antimicrobiana de três soluções irrigadoras em dentes com necrose pulpar. Braz dent J. 1999;10(1):1-60.

94. Stojicic S, Shen Y, Qian W, Johnson B, Haapasalo M. Capacidade antibacteriana e de

remoção da camada de esfregaço de um novo irrigante - Qmix. Int Endod J. 2012;45(4):363-371.

95. Hazneqlu F, Eresv H. Tetracycline HCl solution as a root canal irrigant. J Endod. 2001;27(12):738-740.

96. Amargo NC. Uma solução de ácido tânico a 25% como agente de limpeza para irrigação de canais radiculares - Um estudo ao microscópio eletrónico de varrimento. Oral Surg Oral Med Oral Pathol. 1989;67(3):333-337.

97. Jurecko KR. A comparison of 9 aminoacridine with other commonly used endodontic medications. Oral Surg Oral Med Oral Pathol Oral Radiol. 1974;37(4):621-628.

98. Dotto SR et al. Evaluation of ethylenediamine tetra amino acetic acid(EDTA) solution and gel for smear layer removal. Aust Endod J. 2007;33(2):62-65.

99. Torabinejad M, Shabahang S, Aprecio RM, Kettering JD. The Antimicrobial effect of MTAD: An in Vitro Invstigation (O efeito antimicrobiano do MTAD: uma investigação in vitro). J Endod. 2003;29(6):400- 403.

100.Hulsmann M, Wahn W. Complicação durante a irrigação do canal radicular - revisão da literatura e relato de caso. Int Endo J. 2000;33(3):186-193.

101.Elumalai et al. Dispositivos de irrigação endodôntica mais recentes: Uma atualização. IOSR-JDMS. 2014;13(6):04-08.

102.Khedmat S, Shokouhinejad N. Comparação da eficácia de três agentes quelantes na remoção da smear layer. J Endod. 2008;34(5):599-602.

103.Antunes PV, Flamini LE. Efeitos comparativos da irrigação final do canal com quitosana e EDTA. J Appl Oral Sci. 2020;28:e20190005

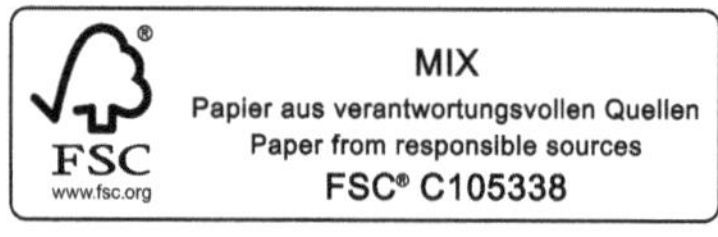

Printed by Books on Demand GmbH, Norderstedt / Germany